打坐之修养

严海鹰　著

人民体育出版社

图书在版编目（CIP）数据

打坐之修养 / 严海鹰著. -- 北京：人民体育出版社, 2020（2024.4重印）
 ISBN 978-7-5009-5799-7

Ⅰ.①打… Ⅱ.①严… Ⅲ.①养生(中医) Ⅳ.①R212

中国版本图书馆CIP数据核字(2020)第088823号

*

人民体育出版社出版发行
三河市紫恒印装有限公司印刷
新 华 书 店 经 销

*

880×1230　32开本　4.25印张　103千字
2020年8月第1版　2024年4月第6次印刷

*

ISBN 978-7-5009-5799-7
定价：27.00元

社址：北京市东城区体育馆路 8 号（天坛公园东门）
电话：67151482（发行部）　　　邮编：100061
传真：67151483　　　　　　　　邮购：67118491
网址：www.psphpress.com
（购买本社图书，如遇有缺损页可与邮购部联系）

谨以此书献给我的外祖父
沈时新

序一

为打坐实修作序。

夫自古以来，有打坐养生之道、术。《打坐之修养》乃论及了引证"打"字与"坐"姿释义，中医、西医、藏医和道家的养生原理，以及打坐练习前和练习中的"不预莫坐"。进一步对打坐初阶调形的初级正身、二级静心、三级上座、四级全珈趺坐、五级撑筋松胯，中阶调息的六级腹式呼吸、七级吐气六字、八级疏经通络，高阶养神的九级坐而忘坐、十级非坐非非坐等诸方面做了精要的论述，犹如点睛。打坐练习，于身于心，均有修养。

让我这个不懂此之人作序言，实难为之。只是感到，无论工学、理学或哲学等，只要坚持学习，学而时习之，定能融会贯通。任何技能，只要经常练习，持之以恒，终会"非坐非非坐"，随时在"坐"，坐时为坐，不坐时亦为坐，无论坐不坐，时时即为坐，将修养融入随时随地的根本之中，必会有大成。还是以小词为首尾，与坚持练习养生者共勉：

身在繁华中，何企入境早，且展空胸抱实腹，不碍席地小。

气运壮元根，筋膜修元表，待到三元启泰时，虚是风光好。

上海海事大学教授

上海十佳优秀教师

清华大学访问学者

国家计量认证交通评审组技术专家

上海市政府采购咨询专家

刘文白 2019 年 6 月于上海浦东

序二

这是本书作者在传统文化道路上努力不懈的心血结晶，更是作者不断钻研治学、拓展知识、积累经验后的一种自我实现。

这是一本探讨传统文化和方法为今天社会生活和人类健康服务的书，希望能够唤起社会大众的注意，关心一个长久被忽略且某种程度不被重视的议题——呼吸。

2019 年初，"飞人"苏炳添 8 天内连续获得室内三冠，继刘翔之后又一位中国"飞人"腾空而起，央视播放的苏炳添"冬训报告"中，吹气球的镜头更是把"腹式呼吸"这个独门秘籍带到了高潮。

为什么呼吸这么重要？到底呼吸能带来什么帮助？呼吸训练真的那么有效？为什么呼吸训练一点训练强度都没有？……这一系列问题，书中都给出了精彩的解答。

"生命在于运动，而良好的生命体验，一定会伴随着优质的呼吸运动。"

呼吸是人出生后学会的第一个动作，也是人生存的基本动作。普通人每天呼吸约 2 万次。可以说，呼吸与我们的生活、训练息息相关，一刻也不能分开。

可是，你真的了解呼吸吗？

颈肩痛、腰痛；核心稳定性以及动作质量、身体 pH 值变化；神经、肌肉的紧张、失眠、额外的压力、情绪失控、注意力不能集中；颜值改变、姿态改变……你会把这些常见的疼痛和身体功能的异常，与我们的呼吸模式联系在一起？相信这一切都是由于错误的呼吸模式，导致人体在不自觉的情况下获得大量的错误信息与压力累积而产生的。

如果经常去健身房的话你一定会发现，许多人不能坚持锻炼，不是没有力气，而是他们不知道如何正确地使用身体，不知道如何做出好的动作。你是否也能想到，这些问题与呼吸息息相关，可以通过呼吸训练获得解决和改善呢？

很多人把疼痛或训练伴随疼痛当成正常现象，而不去在意训练动作的质量，不愿意花时间建立正确的动作模式。很多人对呼吸及身体姿态的调整没有一点认识，更可悲的是很多人不了解到底要怎么做呼吸训练，也不知道练了呼吸能获得什么实质帮助。而这正是本书一再强调和阐述的。

最简单的事情往往蕴含着最深奥的道理，所谓"大道至简"。大多数东方哲学都认为，我们生活在能量的海洋里，我们通过呼吸吸收并激发这种能量。印度的瑜伽称这种能量为普拉纳（prana），中国的气功、武术和中医称这种能量为气。夏威夷的胡纳（Huna）称此为魔力（mana），在夏威夷的语言当中，表示思想的词正是 mana-o。瑜伽大师希瓦南达（Swami Sivananda）说过："如果你能控制呼吸，你就能完全控制宇宙、精神和物质的所有力量。"现在循证医学证明：良好的呼吸模式不仅能有效地增加身体的氧气供给，净化血液、强化肺部，还能稳定核心、提高动作效率、预防颈肩腰背痛。

在世界各地的传统训练当中，呼吸技巧是一种重要的训练手段。呼吸训练跟肌肉训练、运动减肥、体能训练一样，是一种有效的训练方法。

虽然没有练过呼吸，也可以做其他种类的训练。但是，如果身体的活动度不足、稳定性差等问题没有得到解决，又如何通过训练让身体获益呢？这就是传统文化，比如打坐、气功、导引等一再提倡的"调息""以意领气""气沉丹田"等的重要意义和现代解读。

在现实生活中，不管是普通人还是体育爱好者，抑或是专业体育选手，也不管你的目标是什么，只要你想获得一个好的生活品质，请你学习正确的呼吸方法，因为呼吸与你的生活密不可分。

如果你认真地看完并看懂了本书的文字，就会知道呼吸的重要性，请你好好地学习并掌握正确的呼吸方法！

因为"真人之息以踵，众人之息以喉。"（《庄子·大宗师》）

中国医药教育协会运动康复学组常委

中华中医药学会运动医学委员会委员

中国骨科康复运动损伤专家委员会专业工作委员

辽宁省医学会运动医学委员会专业委员

辽宁省中西医结合医学会康复专业委员会委员

美国医师协会骨科康复治疗师

德国 MTT 物理治疗师

庞晓峰 2019 年 5 月于宜宾

序三

　　智慧、神通、天眼这三个能力，都与打坐相关。就个人考证，现代人所传的打坐知识其起源都与古印度文明有关，是一种传承关系。这种知识比较注重姿态以及能量环，炎黄文明中没有找到可以足够证明其起源的证据。炎黄文明也有打坐一说，但其不是盘坐，而是跪坐，故打坐心法的由来，到目前为止，不能考证其来源于中原。古人常说，治病不如治心，认为人的大部分疾病都是由心生的。这种观点初看是不符合科学原理的，因为现代科学已经明白，古人所言的很多鬼神，都与细菌和微生物相关，人的很多疾病都是与这些我们看不见的小生命相关的。

　　在国学与中国文化方面，海鹰先生有很强的功底，每次拜访个人均有收获，先生乃贵人是也。顾颉刚先生曾经说过，国学之中有很多坑，无论你如何小心，必有一处是属于你的，所以明师很重要。名师不一定是明师，真正对后人或者后学有益的才为明师。这些坑，犹如打坐中的昏沉，如果没有明师指点，你一定会以为获得了非常奇妙的体验，但实际上却是让你步入了一个生死之门。初识海鹰先生，正是自己最为混沌的时期，犹如当初了凡先生一样，不知道自己应该做啥，静坐下来表面上看起来犹如高人一般，其实内心惶恐一片。那时未能明白只有系统管理员才有缘分接触底层代码的缘分，于是茫然不知所归。对于打坐，我自己从未实现过双盘，所以未知其妙。

打坐亦与证悟相关相连。所谓证悟，就是当人知道某个道理后，或将信将疑，或以为欢喜，但还没有把其作为实践的规范，犹如现代科学研究生做实验，导师给予其的都是理论，研究生在做实验的时候，已知导师所言，但还未完全真正明白。只有在实践之中，他才有可能在导师的基础上成就自己的一篇论文，于是他才有可能在他的学科中留下了自己的名字。证悟，是人明白一件事情后，不断地怀疑、反对，又重新认可，发现新的解释。一个是证一个是悟。人从一个层级向另外一个层级变化的过程，往往产生在打坐的过程中，故打坐与智慧相连。

打坐本身也具有层级，不过初学者应该忘记这种层级，很多人会在这个上面犯大错。初学者，其内心贪欲旺盛，又没有战胜恐惧，所以容易贪。这世界上但凡真正具有级别或者层级的东西，都有证悟的过程，犹如围棋手筋往往具有次序，次序错误，等于必须重头来过。人的贪心是天生的，这犹如一个学习围棋的小朋友，你问他围棋水平有多少了，他说 5 级，其实他也许什么级别都没有。这种自我定位很容易导致他基础知识的缺失，从而失去了真正了解围棋的机会。人的自尊心，会驱使人向高处行。

人往高处走，水往低处流。上善若水，只有当你不断地往下，才会发现你所忽略的东西，这些忽略的东西，决定了当你登上山顶，对于世界的认知是不完善的。一个人走过的弯路越多，其内心会越发的明亮。人之所以向高处走，源于内心的恐惧，虽然有些时候我们以为是欲望促使我们向上，但最为核心的东西是恐惧。人的恐惧与海马体相关，是修真的核心。

海鹰先生说有专著要出版，甚为欢喜。是为海鹰先生序。有益于人，不问中外。进退无碍，谓之自在。

广州大学南方治理研究院兼职研究员

国际项目管理认证专家

企业管理顾问

著有《全面项目管理》（中国经济出版社 2003 年版）、

《IT 治理》（经济科学出版社 2008 年版）等

王清铉 2019 年 4 月于上海浦东

目 录

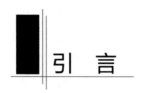

引 言

　　坐是会意字，《说文》古文作象形字，像两人坐在土上。本义指人的止息方式之一。古人席地而坐，魏晋后出现了胡床，渐渐演变为垂足而坐。在古代，坐的内涵是礼，外延是仪，首先遵循礼节之致，然后展现仪态之美。除了礼仪讲究，坐还与健康息息相关。坐不规矩，惹病上身，坐姿得法，可起到养生保健的作用。

　　打坐是中国传统的舒筋柔体、内外兼修的养生方法，古代通常也称为静坐。静坐法在我国古代属于静功修炼方法，通过闭目凝神而坐，调摄呼吸出入，达到心下安静喜悦，体内气脉顺畅的效果。其源头可追溯至庄子《南华经·齐物论》中南郭子綦的"隐机而坐"，以及《南华经·大宗师》中颜回的"坐忘"：

> 曰："回益矣。"曰："何谓也？"曰："回坐忘矣。"仲尼蹴然曰："何谓坐忘？"颜回曰："堕肢体，黜聪明，离形去知，同于大通，此谓坐忘。"仲尼曰："同则无好也，化则无常也，而果其贤乎！丘也请从而后也。"

　　颜回达此境界，连孔子都羡慕得想修习此道，可见静坐实有奇效。

打坐在道家修炼中称为"盘坐""静坐"。在佛教修行中又称为"禅坐""禅定""宴坐""结跏趺坐"或"金刚坐""如意坐""降魔坐""吉祥坐"等。在中华武术修炼中，打坐也是一种修炼内功、涵养心性、增强意力的途径。

打坐的姿势，可分椅坐式（即垂足坐于椅上）、散盘式、单盘式与双盘式。

打坐的名称，至迟在宋代便出现了。一种是专指僧道修行的方法，即闭目盘膝，手结定式，调摄呼吸，断除妄念。比如文天祥《遣兴》诗之二：

莫笑道人空打坐，英雄收敛便神仙。

再如元代杨暹《西游记·诏饯西行》：

玄奘打坐片时，大雨三日。

打坐有时也泛指安静的坐姿。如宋代张元干《蝶恋花》词：

歌舞筵中人易老，闭门打坐安闲好。

再如元代方回《寄许太初》诗：

句容破店无卧榻，一夜打坐如禅僧。

用于特定目的或功效的打坐，是指盘膝，尤其是双盘的坐姿，又称"双跏趺坐"，是修行者的标准坐姿。儒家认为静坐是十分重要的修身手段；道家认为打坐能引导气在任督二脉行转；医家认为打坐舒经体柔，益寿延年；武术家认为打坐有益于内功修炼；气功家认为其双盘使身体更稳固，便于长时间练气；佛教密宗则认为其可以使气入中脉，迅速入定，所谓"欲降服其心，必先降服其腿"；瑜伽学派认为其可开启三脉七轮的能量，并冲破樊穴轮。

我国古代最系统化描述打坐的可参研张三丰《打坐歌》：

初打坐，学参禅，这个消息在玄关。

秘秘绵绵调呼吸，一阴一阳鼎内煎。

性要悟，命要传，休将火候当等闲。

闭目观心守本命，清净无为是根源。

百日内，见应验，坎中一点往上翻。

黄婆其间为媒妁，婴儿姹女两团圆。

美不尽，对谁言，浑身上下气冲天。

这个消息谁知道，哑子做梦不能言。

急下手，采先天，灵药一点透三关。

丹田直上泥丸顶，降下重楼大中元。

水火既济真铅汞，若非戊己不成丹。

心要死，命要坚，神光照耀遍三千。

无影树下金鸡叫，半夜三更现红莲。

冬至一阳来复始，霹雳一声震动天。

龙又叫，虎又欢，仙乐齐鸣非等闲。

恍恍惚惚存有无，无穷造化在其间。

玄中妙，妙中玄，河车搬运过三关。

天地交泰万物生，日饮甘露似蜜甜。

仙是佛，佛是仙，一性圆明不二般。

三教原来是一家，饥则吃饭困则眠。

假烧香，拜参禅，岂知大道在目前！

昏迷吃斋错过了，一失人身万劫难。

愚迷妄想西天路，瞎汉夜走入深山。

天机妙，非等闲，漏泄天机罪如山。

四正理，着意参，打破玄关妙通玄。

子午卯酉不断夜，早拜明师结成丹。

有人识得真铅汞，便是长生不老仙。

行一日，一日坚，莫把修行眼下观。

三年九载功成就，炼成一粒紫金丹。

要问此歌何人作，清虚道人三丰仙。

张三丰是元末明初人，武当派始祖、太极拳始祖，精于道家内丹功法，《打坐歌》写的就是内丹功性命双修之法。但歌中处处道家之隐语借喻，不熟悉道家术语很难真正理解。

特别声明：本文专注于研讨中国传统的养生理论，以及打坐与养生的关系，并记录本文作者的打坐、静功的实修体悟，不深究与道家、佛家、古典瑜伽相关的理论、心法、仪轨，不妄论任何涉及宗教的内容。

第一章 引证释义

一、"打"字何义？

三国张揖《广雅·释诂三》：

打，击也。

打，鼎。

大徐本《说文·新附》：

打，击也。从手丁声。

"打"字在唐代以前的韵书中基本上属于梗摄，如隋代曹宪《博雅音》为"打"注音"鼎"。《广韵》德冷切，又都挺切。《唐韵》《集韵》《韵会》都挺切。（《康熙字典》注音"顶"。）到了宋代以后则又有了两个注音：南宋的《六书故》都假切，音 diǎ。《韵会》《洪武正韵》都瓦切，音 dǎ。

而现代的洛阳、济源、焦作等地"打"字有 ding 音，苏州一带有 dang 音，陇右方言中"打一拳"称为"顶一拳"，这些应该都是古音遗留下来的痕迹。

由于打的字义和发音在汉语中变化很大，因此欧阳修在《归田录》中有专题论述：

> 今世俗言语之讹，而举世君子小人皆同其谬者，唯"打"字耳。其义本谓考击，故人相殴，以物相击，皆谓之打，而工造金银器，亦谓之打，可矣，盖有锤击之义也。至于造船车曰打船、打车，网鱼曰打鱼，汲水曰打水，役夫晌饭曰打饭，兵士给衣粮曰打衣粮，从者执伞曰打伞……语皆如此：触事皆谓之打，而遍检字书，了无此字。其义主考击之打自音谪耿，以字学言之，打字从手，从丁，丁又击物之声，故音"谪耿"为是，不知因何转为"丁雅"也。

可见，欧阳修对"打"之字义的滥用深感不安，同时也对"打"的读音变迁提出异议，他认为打的发音应为 ding。

到了新文化运动期间，刘半农（即《教我如何不想她》的词作者）在《"打"雅》一文中，也考证了古代"打"字的上古音和中古音，并列出所

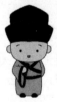

打坐应为"鼎坐"。鼎坐，端方正直的坐姿，贞定安详的心神。

收集的一百零一项"打"字用法，愤愤然地称其为"意义含混的'混蛋字'"。

由此推断，"打坐"其实是"鼎坐"的谐音。

鼎，徐锴《说文解字系传》：

> 从贞省声。古文以贞为鼎，籀文以鼎为贞。

贞，为"正"、为"定"。端方正直。如《易经·乾卦》元、亨、利、贞。《尚书·禹贡》厥赋贞，传："正也。"《尚书·太甲下》一人元良，万邦以贞。《周礼·大祝》求永贞。《礼记·文王世子》万国以贞。《论语》君子贞而不谅。

正如曾国藩的《曾文正公全集》中修身十条第二条所言：

> 每日不拘何时，静坐四刻，体验来复之仁心，正位凝命，如鼎之镇。

更佐证了打坐应为"鼎坐"之讹误。

二、"坐"姿几种?

正坐，也称端坐、安坐、平坐，我国古代正式场合的一种坐姿，以膝居地，小腿平置于地，双脚大脚趾交叠，臀部贴于脚踝，上身挺直，双手平放于膝上，仪容端庄，目不斜视。

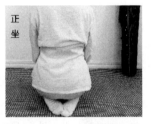

正坐

经坐、恭坐、肃坐、卑坐，西汉贾谊在《新书·容经》中写道："坐以经立之容，胻不差而足不跌，视平衡曰经坐，微俯视尊者之膝曰共坐，仰首视不出寻常之内曰肃坐，废首低肘曰卑坐。"他在这里按照不同情境和面部神态把正坐分为几种类型——平视叫"经坐"；在尊者面前低头不直视对方的姿势叫"恭坐"；抬起头看东西（非突发情况）叫"肃坐"；在道歉、认罪等场合垂头并放低手肘叫"卑坐"。

跽坐，两膝着地，小腿贴地，臀部坐在小腿上，比正坐随意，一般是对身份地位不如自己的人采用的坐法。

跪坐，脚掌触地，臀部接触脚跟，上身耸直。

长跪，相对于跪坐，臀部更高，不接触脚跟。

踞坐，现在称为蹲。

箕坐，是古代地位低下者的一种随意的坐姿。《论语·宪问》提到原壤因其不雅的坐姿而被孔子杖击：

> 原壤夷俟。子曰："幼而不孙弟，长而无述焉，老而不死，是为贼！"以杖叩其胫。

其得名见于东汉王充的《论衡·率性》：

> "背畔王制，椎髻箕坐。"

跂坐，也称跂据，胡坐，是魏晋、南北朝时期引入胡床后，在高坐具上将双足垂在体前，或仅足趾着地而足踵不着地的坐姿。这也是现代坐姿的始祖。

跨鹤坐，两腿交叠，一膝压于另一条腿膝盖之上，尽量将双脚放在一条直线上，上身保持头脊正直。

跏趺坐，跏指脚向内拐，趺同跗，指脚背。跏趺坐，即双足交叠而坐。跏趺坐依交二足或交一足，分为全跏趺坐、半跏趺坐。全跏趺坐又称为大坐、莲花坐、禅定坐。在中国传

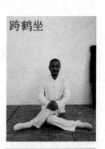

跨鹤坐

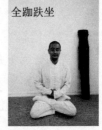

全跏趺坐

统养生中，跏趺坐也称为静功坐式。

吉祥坐，也称如来坐、金刚坐，右脚在左脚之上，且右手掌居上的全跏趺坐。

降魔坐，也称如意坐，左脚在右脚之上，且左手掌居上的全跏趺坐。《一切经音义》卷八云：

"结跏趺坐，约有二种，一曰吉祥，二曰降魔，几（凡）坐皆先以右趾押左股，后从左趾押右股，此即右押左，手亦左居上，名曰降魔坐。诸禅宗多传此坐，若依持明藏教瑜伽法门，即传吉祥为上降魔坐有时而用。其吉祥坐，先以左趾押右股，后以右趾押左股，令二足掌，仰于二股之上。手亦右押左，仰安跏趺之上，名为吉祥坐，如来昔在菩提树下，成正觉时，身安吉祥之坐，手作降魔之印，是故如来，常安此坐。"

莲花坐，常见的瑜伽体式，除了手式（手印）不同，基本与全跏趺坐一致。

至善坐，屈左膝，左脚脚跟抵会阴，脚心抵右大腿，再屈右膝，让右脚脚趾插进左大腿和小腿之间，右脚跟和左脚跟在一条直线上，右脚跟尽量抵着耻骨。

交脚坐，也称为散盘，叉腿坐，即将两个小腿交叉，放在两条大腿下，此坐式较为随性。

宴坐，即打坐，清净安详谓之宴。

夫宴坐者，不于三界现身意，是为宴坐。

心不住内，亦不在外，是为宴坐。

趋向佛慧，起于宴坐。

　　另有狮子坐、仙人坐、六灶坐、菩萨坐等坐姿，据南怀瑾先生统计，共有九十六种之多。

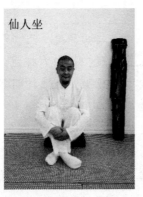
仙人坐

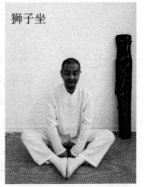
狮子坐

三、修习流派

（一）道家

　　道家有坐忘之说，《南华经·大宗师》中有"颜回坐忘"。而在《南华经·齐物论》中南郭子綦"隐机而坐"，并提出"真人之息以踵，众人之息以喉"的观点，可看作道家静坐之滥觞。

　　道家非常重视打坐修炼，认为静坐是养神养生的最好方法。宋代陈抟曾作《二十四节气坐功图》，配合二十四节气采用不同坐姿达到修真的目的。元末明初张三丰也著有《打坐歌》详加阐述。

　　较少为人所知的是，道家也有类似佛教的结手印，在道教中称为"抱诀",又称"抱印"或"掐诀",全称为"太极阴阳八卦连环诀",又称"太极诀"或"太极印"。具体做法是:先以左手虎口抱右手四指,然后以右手虎口抱左手大指,同时,两手大拇指尖,各自接触另一手心的劳宫穴,使两手拇指在虎口形成"太极图"形状(劳宫穴代表太极图的阴阳鱼眼,其余四指代表"八卦",阳手护阴手,阴手抱阳手,即是《道德经》"负阴抱阳"之义)。

(二)医家

中医认为养生的第一要务在于养神,而静坐正是养神的最好方法。静坐的时候讲求内心平静,减少思虑,

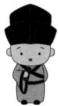

养生为主的打坐只需将双手交叠放于下丹田。
佛教手印众多,常见如"释迦五印",密宗有几百种手印,但需注意具足戒方能结手印。

心定则气和顺,气和顺则血道畅,精气内充,正气强盛,身心愉悦,祛病延年。

(三)佛教

佛教认为结跏趺坐,第一摄身轻安;第二经久不倦;第三外道皆无;第四形象端严;第五为佛门正坐。此即所谓"五因缘"。最理想的坐姿为"七支坐法"。所谓"七支"是指对身体要求的七个要点:双足跏趺;脊直;肩张;手结定印;头中正;双眼微闭;舌抵上腭。

佛教打坐时须结手印。手印(梵文 mudra,藏文 phyag-rgya)又称为印契。密教之手印极多,通常以十二合掌及四种拳为基本印。

同时,佛教打坐时须用金刚持的方法,即嘴唇微动持咒,不出声。因为出声念咒伤气,默念伤血。

（四）儒家

儒家把坐姿视为重要礼节，《乡党》中谓"席不正，不坐"。而真正意义上的儒家打坐，是宋以后的理学家们，由程明道变更佛、道两家修炼静坐的心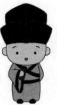

古人席地而坐
君子正襟危坐
贤者坐镇雅俗
大人坐不垂堂
雅士冥然兀坐
高人坐如春风

法，因袭禅宗大师修习禅定的功夫，著作《定性书》一文，主张在"静"中涵养性理的端倪开始。程伊川又加上《主敬》为其陪衬，从此儒门的静坐也具备了仪式感，除形体上保持端容正坐，还注重精神上静心养气。

明代大儒王阳明十分推崇静坐，提出静坐需"诚意""谨独"，于坐中"观心本体""省察克治"，并要避免陷入"喜静厌动、流入枯槁""玄解妙觉、动人听闻"这两种极端，实证"致良知"的究竟功夫。

（五）瑜伽

此处的瑜伽主要指印度瑜伽前古典时期和古典时期的瑜伽静坐流派。

静坐、冥想及苦行是前古典时期瑜伽的最主要行法。而古典瑜伽的始祖帕坦伽利（patanjali）所著《瑜伽经》的第一章就是"静坐冥想"。古典瑜伽静坐的坐姿通常采用莲花坐、至善坐和吉祥坐。

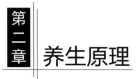

养生原理

一、中医观点

（一）智者养生

与现代健康理念近似的养生一词，其出典于《黄帝内经》：

故智者之养生也，必顺四时而适寒暑，和喜怒而安居处，节阴阳而调刚柔。如是则僻邪不至，长生久视也。

《黄帝内经·素问》卷三《上古天真论》通过黄帝与岐伯的对话道出了古人养生之道和近人的病因：

乃问于天师曰：余闻上古之人，春秋皆度百岁，而动作不衰；今时之人，年半百而动作皆衰，时世异耶？人将失之耶？岐伯对曰：上古之人，其知道者，法于阴阳，和于术数，食饮有节，起居有常，不妄作劳，故能形与神俱，而尽终其天年，度百岁乃去。今时之人不然也，以酒为浆，以妄为常，醉以入房，以欲竭其精，以耗散其真，不知持满，不时御神，务快其心，逆于生乐，起居无节，故半百

而衰也。

可见，中医养生重在调和阴阳、守真固本，而静坐被认为是培养元气、疏通经脉的极佳锻炼方法，历来为中医名家所推崇。

需要说明的是，中医的静坐，与佛家、道家的"禅坐""盘坐"是有区别的，并不强求双盘、单盘，只要求正身调息、收摄心性即可。

传统中医认为，阴阳平衡的人健康长寿，但人易外受六邪所侵，内受七情所伤，导致阴阳失调，所以半百而衰。通过打坐的方式，配合呼吸运动，能够增强脏腑动力，调动经络的潜能，一层一层地把体内深层的邪毒向外排出。所以，打坐不仅修性静心，还经由增强气血推动毒素排出，起到防病延年的作用。

（二）七情生克

中医学认为"喜、怒、忧、思、悲、恐、惊"七情是以五脏的精、气、血、阴阳为物质基础的。"人有五脏化五气，以生喜怒悲忧恐。"五脏意即五藏，各自对应不同的五行，即肝木、心火、脾土、肺金、肾水，而五行之间相生相克，由此理论，五脏乃至七情均存在生克的相互牵制关系。

由于五脏精、气、血、阴阳及功能特点各不相同，故各脏所主情志各有差异，具体为心在志为喜，肝在志为怒，脾在志为思，肺在志为忧，肾在志为恐。显然，只有脏腑精、气、血、阴阳充足平衡，功能协调，七情方能平和。若脏腑精、气、血、阴阳出现虚实变化而功能紊乱，势必会导致相应的情志异常变化。《黄帝内经·灵枢》卷八《本神》：

> 肝藏血，血舍魂，肝气虚则恐，实则怒；脾藏营，营舍意，脾气虚则四肢不用，五脏不安，实则腹胀经溲不利；心藏脉，脉舍神，心气虚则悲，实则笑不休；肺藏气，气舍魄，肺气虚，则鼻塞不利少气，实则喘喝胸盈仰息；肾藏精，精舍志，肾气虚则厥，实则胀。

　　另外，若七情太过或持续不解，又可导致脏腑功能紊乱，气血阴阳亏虚或逆乱。《灵兰秘典论》有十二官之论：

> 心者，君主之官也，神明出焉。肺者，相傅之官，治节出焉。肝者，将军之官，谋虑出焉。胆者，中正之官，决断出焉。膻中者，臣使之官，喜乐出焉。脾胃者，仓廪之官，五味出焉。大肠者，传道之官，变化出焉。小肠者，受盛之官，化物出焉。肾者，作强之官，伎巧出焉。三焦者，决渎之官，水道出焉。膀胱者，州都之官，津液藏焉，气化则能出矣。凡此十二官者，不得相失也。

　　由于心为"君主之官"，藏神。肝为"将军之官"，调畅气机，所以在五脏与情志的关系中，尤以心与肝两脏最为重要。《素问·阴阳应象大论》云："怒伤肝，喜伤心，思伤脾，忧伤肺，恐伤肾。"明确指出七情过度对内脏机能的伤害。

　　打坐通过调身、调息、修心，能使人渐趋心态平和，气血调顺，减少七情对脏腑的内在伤害。

　　（三）脉分经络

　　《灵枢·经脉》记载：

黄帝曰：经脉者，所以能决死生、处百病、调虚实，不可不通。

经脉十二者，伏行分肉之间，深而不见。其常见者，足太阴过于外踝之上，无所隐故也。诸脉之浮而常见者，皆络脉也。

由此可知，经脉与络脉不同，部分络脉在浅表可见到，而经脉则很难观察到。十二经脉都隐伏在体内而行于分肉之间，很深，在体表看不到，唯一能看到的是足太阴脾经，因为此经脉在经过脚踝时无所隐蔽。由于打坐能使下肢不散乱从而聚气，对脉道通畅、血气顺行有很大帮助，若能修习单盘、双盘，则对于保养脾经更有益处。

（四）祛除湿邪

中医认为，在致病的风、寒、暑、湿、燥、火这"六淫邪气"中，最难根治的就是湿邪。为此，清代太医（一说为石寿堂，另有一说为吴昆田）专门整理了一本《湿气论》。中医认为湿邪可以分为外湿与内湿。外湿就是人体之外自然界的湿邪，内湿是体内生成尤其是脾虚引发的湿邪。

《金匮要略》曰：

治风湿者，发其汗，但微微似欲汗出者，风湿俱去也。盖风为阳邪，轻浮易去；湿为阴邪，凝滞难驱。微微似欲汗出，即经所谓"渍形以为汗"是也。（注："渍"字，有浸润透彻之义）

在打坐中，一般都会出现身体发热、唾液增多等现象，这是人体气血运行通畅的表现。长期坚持者，能令手脚冰凉者变暖、手脚发热者转温。这种温热微汗的状态，就恰合"渍形以为汗"的奥义。

（五）培根养气

中医医理提倡养气，《素问·阴阳应象大论》就论述道：

虚邪贼风，避之有时；恬淡虚无，真气从之；精神内守，病安从来？

是以圣人为无为之事，乐恬憺之能，从欲快志于虚无之守，故寿命无穷与天地终。

《素问·五常政大论》把气化活动的过程分为化始、成形、布散、化终四个阶段。古人认为，人体内起主要作用的是真气，真气又有先天和后天之分。先天之气随生命而来，也叫元气，后天之气指水谷之气和吸入的清气等。《气交变大论》提出"形止气蓄"之说。

肾乃五脏之根，精乃气血之本。打坐时精神内敛，固元聚气，补益元神，所以能使元气充盈，肾精充沛。

综上，中医认为打坐能强身防病，达到如朱丹溪所说的"与其救疾于有疾之后，不若摄养于无疾之先"的养生效果。

二、道家观点

道家养生重视体柔。老子曰"专气致柔，能如婴儿乎"，用婴儿般的柔软来形容神完神旺的情况，明代天台道人紫凝有"筋长一寸，寿延十年"的说法，《易筋经》中也重点写道：

"筋弱则懈，筋壮则强，筋和则康。"

20世纪50年代我国正式确定的"气功"一词，其实古已有之，道家对健身气功的称谓，如养生、吐纳、守一、导引等不下三十种。所谓导引，即导气令和，引体令柔之意。五禽戏、易筋经、峨眉桩、形意拳、八卦掌、大雁功、太极拳、八段锦、打坐等均属于导引术的范畴。

道家认为，打坐练的不仅是筋骨，而且把经络全部打开，因此打坐尤其是结跏趺坐是一种拉筋的方法。在打坐中不但"求静"，更要"求忘"，道家的许多真人就是在物我两忘的境界中使自我与整个自然合而为一，从而领悟到宇宙大道及人生真谛。《南华经》记载，黄帝曾向广成子询问、学习长寿之道，广成子说：

无视无听，抱神以静，形将自正。必静必清，无劳汝形。无摇汝精，无思虑营营，乃可以长生。目无所视，耳无所闻，心无所知，汝神将守汝形，形乃长生。

道家还认为，人体中气的运行由胞中至尾闾骨，再沿命门、大椎、玉枕、百会，复从前面下来到上、中、下丹田，继而打通奇经八脉，动得三花聚顶五炁朝元。三花就是精炁神，五炁就是金木水火土，亦即心肝脾肺肾。此观念与中医是同一师承。

当然，道家的打坐与中医所说的打坐毕竟不同，道家的内丹修真讲究还丹证验，如吕纯阳《沁园春·丹词》中所说的"七返还丹，在人先须，练己待时"的开关展窍功夫，此文不做深入探究。

三、儒家观点

儒家视静坐为修身之阶，宋以后的大儒都很重视静坐。程颐"每见人静坐便叹其善学"；朱熹说"只闭目静坐，为可以养心"；苏轼"每夜以子后披衣起，面东若南，盘足叩齿"；陆九渊曰"为学须从静中坐"等。

至明代王阳明系统地研究并大力推行静坐之法。王阳明倡导"以静安心，以静养生"的静坐心法。阳明静坐法有两个步骤，第一步是

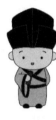

打坐要避免两个极端
一、喜静厌动、流入枯槁
二、玄解妙觉、动人听闻

"息思虑"，第二步是"省察克治"，在两个步骤中必须要保持"诚意"和"谨独"，否则，静坐往往会走入两种极端：要么"喜静厌动、流入枯槁"，坐到后来就流于形式，坐成了一个痴呆汉；要么"玄解妙觉、动人听闻"，追逐异相神通，误入妄念。

明代陈继儒在《养生肤语》中论述：

人心贵能澄静，若能半夜打坐不倒身，端坐凝寂，则性命入吾囊橐，若夜夜不倒身，则性命在我掌握，长生可冀矣。

郭沫若曾写《静坐的功夫》一文，讲述他学习阳明静坐法治病的事。

四、西医观点

静坐，也称为冥想，英文为 Meditation。自从 1893 年印度近

代瑜伽大师辨喜在芝加哥的世界宗教会议上将王瑜伽引进美国后，很多西方物理学家、生理学家和心理学家都对王瑜伽产生了兴趣并不断研究这种"来自东方的心灵毒药"。

西方医学认为冥想可以增强脑活动能力，能够对脑部负责调节情绪和快乐的区域产生明显的影响。运用核磁共振扫描发现，冥想时后扣带皮层（PCC）的活跃度显著降低。还有研究发现，冥想能够让人体内分泌和体内微循环达到更深的层次，帮助身体达到一个平衡的状态。

Daniel Coleman 在《毁灭性的情绪》（Destructive Emotions）一书中说，"静坐可以训练我们的心灵，改变我们的脑部结构。最精密的显像技术，说明了静坐的确可以'重新调整'脑部，例如，可以改变让血液升温的'交通堵塞点'，疏通脑部的血液循环。"

创立哈佛医学院身心医学研究所的医学教授本森博士（Herbert Benson）在 1967 年就测出，人在静坐的时候，消耗的氧气比平时少 17%，心跳明显减缓。

西方医学认为，静坐能够改善人体的神经系统、循环系统、呼吸系统、消化系统、内分泌系统、免疫系统，引起全身各系统功能活动向着健康协调的方向发展。从心理学角度看，静坐能净化人的心灵，缓解压力，更放松地面对生活中的琐事和烦恼。因此，许多场所都设置了静坐室，西点军校还专门开设了静坐的课程。

五、藏医观点

藏医学中，人体内有一条笔直的中脉，从会阴穴指向人体头顶百会穴的两点直线即为中脉，梵语称作"啊缚都底"，藏语称作"武玛""根打玛""索索玛"。藏医认为中脉是能量向上升华的最佳捷径，也是人体命脉，类似中国道家的"玉柱"，中医所称的"冲脉"。中脉，也称作命脉、大道脉，运行的途径依次为海底轮、脐轮、太阳轮、心轮、喉轮、眉间轮、顶轮、樊穴轮。这些脉轮平衡后，就能达到能量升华的境界。

　　静坐可以使气入中脉，"背直则脉直，脉直则气顺"，从而帮助修习者快速入定，守开中脉。

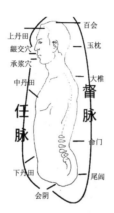

中医任脉督脉示意图

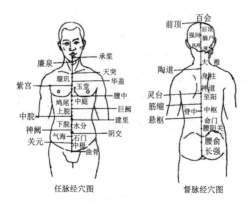

中医任脉督脉经穴图

第三章 | 不预莫坐

　　正如没有无所不能的医生，也不存在包治百病的药物，打坐并不是适合任何人和任何年龄，所以，尽管打坐是传统养生良方，但并不适合所有人，**尤其对于没有基础的修习者，一定要了解清楚打坐要领并结合自身情况后再修习，否则可能对身体有损伤**，所谓"不预则废"，入门修习前不可不知。

一、打坐之益弊与不宜

（一）七益

1. 增加上身血液供输，神清气爽，耳聪目明；
2. 改善气血循环，祛湿气，排邪毒；
3. 疏通下半身堵塞和不通畅的经络及穴位；
4. 矫正背部姿态，延缓颈椎、腰椎的生理退化；
5. 调节生物钟节奏，增强免疫力；
6. 提高自我调控能力，心理减负，改善情绪；
7. 集中注意力，增强记忆。

（二）六弊

1. 会阻碍腿部的血液流通，部分有病史的人群可能出现静脉曲张的情况；

2. 若未按正确方法和步骤修习，可能会拉伤下肢韧带；

3. 过长时间打坐导致关节所受的压力增大，少数人会有关节疾病的隐患；

4. 如果经常在打坐时昏沉入睡，会有胸腔和呼吸道疾病的隐患；

5. 打坐之后不加以辅助运动，会导致腰肌、腿肌的损伤甚至萎缩；

6. 少儿如果长时间屈腿打坐，可能会造成骨骼肌肉发育不良。

（三）九不宜

1. 饱食或空腹时不宜。

饭后应休憩半小时左右方始上坐。饥饿与口渴的时候打坐对心脏不利；饱食后马上打坐对脾胃不利。

2. 大喜或大悲时不宜。

心里有烦恼时打坐，会压制肝气，特别是情绪负面波动较大时，很容易引发精神问题。反之，大喜时打坐会影响心神，就是中医所说的"怒伤肝、喜伤心"，情绪如水，强行压制会导致气血郁结。

3. 病中不宜。

普通的头疼脑热等小病时，可以继续打坐，但是如果五脏六腑有大病，或者精神有病，腰椎和颈椎等不好受的时候，就必须要停止下来，该看病的看病，该吃药的吃药，该休息就休息，等病好了之后再继续打坐，万勿讳疾忌医，更不可以养生之法替代疗病。

4. 剧烈运动后不宜。

打坐属于静功，刚经历剧烈运动后，身体机能处于亢奋状态，动静反差过大易引发"风、寒、暑、湿、躁、热"六邪入侵。

5. 不宜追求神通异象。

打坐不是为了求神通，而是通过修身达到修心的目标。如果是为了求神通而打坐的话，很容易走火入魔。打坐要静心，要净化心中的妄念，如果怪力乱神，心就无法真正安静清澄。想通过打坐求得神通、遇得异象，这就陷入了执着。所以，息心去妄才是正道。

6. 不宜时间过长。

建议初习打坐者刚开始可以修习十五分钟，以后每过一个月增加五分钟，但连续不要超过一小时，累计每天不超过四个小时。没有一定的打坐时间作为保障，难以收到静坐的功效，但古人云"久坐伤肉"，打坐时间太长，超过一定的限度，对身体反而有损伤。

7. 不宜强求坐姿。

各人体质不同，执念坐姿既伤身又伤神。

8. 不宜急于求成。

真正的学问和功夫来自坚忍地体悟、实修，大道无捷径。

9. 不宜为坐而坐。

实在不想坐就不坐，听从自己内心的选择。

二、打坐修习要素

（一）环境

打坐的环境要求并不高，但仍须注意以下四点：安静、通风、干燥、明暗适中。

初学打坐者尽量选择安静的处所，并要选择在安静、不易受干扰的时段，手机调至静音。还要避开雷雨天气，古人云

"惊则气乱"。总之就是要选择恬静的场所，避免受到意外的惊扰。

处所的空气要流通，但不可当风而坐，或背对门窗而坐。如果空间太小，门窗紧闭，人就容易昏沉。所以空间不能太逼仄，如有必要，也可稍开点窗，但一定要注意避风，最忌讳穿堂风。如果背靠窗户打坐或睡觉，头、脊椎、呼吸系统都容易受病。有时候莫名其妙地感觉四肢无力，两眼昏花，就是由于被邪风吹到了。所以坐卧都要选择背后有实墙的地方（不是靠在墙上），就像背靠山一样。

不要直接坐在地上，而且空气也不能太潮湿，因为打坐时毛孔会张开，容易受风寒。选择合适的坐具是很重要的，下节会专门介绍。

合适的亮度也要注意。光线太强精神容易散乱，光线太暗人就容易昏沉。有时打坐会不知不觉地睡着，往往就是因为环境太过昏暗。

另外还要注意，室内不要有尖锐的物体，比如某些摆件、大型绿植甚至桌角等。由于打坐时及下坐后不免有些晃动的动作，尤其在闭着眼睛的时候，如果不小心碰到就容易受伤。

（二）坐具

从养生角度而言，即便是现代的垂足坐，也应当选择能够支撑脊椎挺直的座椅。沙发之类的"身陷其中"的坐具，是造成脊椎问题的主要因素。因此，日常应选择双脚能平放至地面，椅面能支撑大腿面积三分之二，且使膝盖弯曲接近直角的座椅。如果选择扶手椅，则扶手高度应使手臂与肘部呈直角，手臂能自然下垂。要注意的是，现在很多办公椅装了万向轮，对脊椎和腰肌的损伤非常大，因为轮子会泄力，人一靠上去它就走，所以坐在上面需要不断调整平衡，腰肌始终处于紧张状态，无法放松，脊椎也常处于不直的姿势。其实，我国传统家具中的灯挂椅、官帽椅、屏背椅、圈椅等都是结合人体工学的典范。

如果要修习打坐，可以选择专用的禅椅或跌坐垫。禅椅的座盘宽敞，故方便盘膝而坐。（明式禅椅的标准尺寸换算成公制度量衡相当于座长 97 厘米、座宽 68 厘米、座高 36 厘米、连椅背总高 78 厘米。）

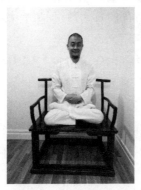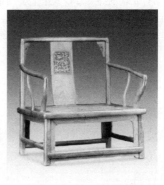

专供跌坐而制的禅椅（明代矮南官帽），图片来源于网络

跌坐垫的构成一般为大小不同的两个垫子，分为上下垫，其尺寸一般为下垫二尺见方，上垫略小，其高度为一寸半。上垫比腿高的作用是让身体重心处于两个膝盖和尾骨中间的位置，这样可防止散盘和单盘时身体重心后仰而造成的气脉阻塞。坐在上垫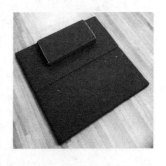的垫面面积不超过三分之一，具体垫面面积以膝盖能接触下垫，感觉无前倾后仰为原则，这样脊椎骨较易打直。上下两个垫子符合人体力学，盘膝而坐时舒适挺直，合适的跌坐垫可以延长

打坐时间，保护脊椎和腰肌。趺坐垫的材质应选用助人蕴气的天然材质，如棕树的棕衣、椰子纤维等，其中还可加入香草、草药。优质天然的趺坐垫可起到防腿痛、防湿气的功用。

（三）着装

上坐前应将裤带、领带、衣带等束缚身体的物件放宽松，不能穿紧身的衣服，不能让过紧的衣服或衣带把气脉卡住，也不能太松随时都能掉下来。将首饰、手表等物取走，使身体松弛，不被外物所累。

准备毯子或选用合身的宽袍，把两膝及后颈包裹暖和，因为打坐时毛孔张开，易受风寒侵入身体。尤其东方人的体质，两膝盖最畏寒冷，其次颈部、后脑，因此须特别留意这些部位的保暖。

（四）饮食

古人云"体欲常劳，食欲常少"，告诫我们不食过饱，过饱则伤神；不食过饥，过饥则伤气。所谓病从口入，不仅是指不洁食物，贪食也是多种疾病的病因。常人往往合口味的就多吃，不合口味的就少吃，或者走另一极端，过度节食，矫枉过正，这两者对身体都有妨碍。还有过午不食，或执着于素食的，当然如果是随缘或持戒那又当别论。不顾个人身体状况而仅执着于形式，不但对于身体无益，而且也落入了执相为法的误区。

简言之，过饱或过饥，以及饭后半小时内，均不宜修习打坐。

（五）睡眠

睡眠，是人类不可缺少的一种生理需求，普通人的一生中三分之一的时间用来睡眠，因此，睡眠的质量好坏与养生有密切的关系。

一个人每天的睡眠时间并无一定的标准，因为睡眠的深度和状态各异，原则是以恢复必要的体力为度。人需要足睡而不能贪睡或缺睡。苏芬居士说："睡眠时不可胡思乱想，不可胡作乱为，要远离颠倒妄想，才算是足睡。否则，睡在床上十小时、十二小时甚至于廿四小时都不能叫作足睡。不但不叫作足睡，而且弄得精神恍惚，体力不能恢复，反比没有睡眠八小时还要疲倦，这种情况，不适宜于静坐。"睡眠与饮食一样，应有节制，既不废寝也不贪睡，劳逸结合才能保证身体的正常运作。

因此，适当的睡眠才能保证静坐时不陷入昏沉，蒋维乔先生说，随着"静坐工夫日深，则睡眠需要日少，甚至可以静坐代替睡眠，但这不可勉强学步"。

（六）情绪

关于"情绪"的确切含义，心理学家、医学专家、哲学家等各种学派已经辩论了一百多年，对情绪的定义至少有二十种以上，但至少有一点是各派公认的，即情绪会导致身体的变化。

一般初学静坐的人，往往发现自己心猿意马，情绪不稳定，甚至有少数人，比起不静坐的时候，更加烦躁不安，由此引起疑虑，认为静坐有害，结合武侠小说与民俗神话等的传说，担心静坐会走火入魔。其实，这都是不明了静坐的原理，错加误会，杯弓蛇影，构成心理上的恐慌。

老子曰，"夫物芸芸，各复归其根，归根曰静，是谓复命""静为躁君"。常人则习惯于动态，比如心理方面的意识、思想、知觉、情感、情绪，似江河般川流不息；在生理方面，呼吸吞吐、血液循环、五官感受、气息运行，时时刻刻都感受到"色身香味触"。而在静坐时，如果身体早已潜伏病根，就可能会发生酸、痛、冷、热、痒等感觉，甚至可能比打坐前更强烈。心欲静而感觉更敏感，所以控制自己的情绪就尤为重要。

微笑可以帮助我们管理情绪。微笑首先影响面部神经，继而使心情放松。打坐时千万不能表情生硬枯槁，面部僵硬会使内心也僵硬紧张。

因此，修习打坐一定要由心而发地微笑。同样的道理，千万不要勉强自己天天必坐，只有在身心愉悦的情况下，才会真正收获打坐的实效。

（七）心态

修习打坐至少要具备以下三种心态：

1. "欲速则不达"，凡事只有一个捷径，就是"勤"；

2. "至道无难，唯嫌拣择"（三祖僧璨语），凡事不坚持到底就不会看到结局；

3. "诚意、谨独"（王阳明），打坐不是为了求神通、观异象，而是要体察内心，目的和方向错误会导致严重的后果！

总之，如果选择通过修习打坐达到养生的目的，那么一定要了解打坐养生的原理，还要做好内外的准备、身心的调适，凡事预则立，不学基础而仅学其表象，就如同没接受过系统训练就想珠峰登顶，风险甚巨。所以再次友情提示：盲修静宴（坐）存风险，谨筑根基避雪霜，不预莫坐。

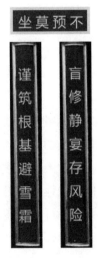

第四章 初阶调形

初习打坐，或者没有系统性修习过打坐的人，建议先从调身开始训练，正如杜牧所言："学非探其花，要自拔其根。"基础的功夫不做扎实，仅热衷于学形式、做花架子，不但得不到实效，还有可能反受其害。所以，选择通过打坐的方法修身健体的修习者一定要从基本的阶段打好基础，并掌握修习的安全原则。

调身是指端正身心，包括体姿的端庄和心念的正定。调身是打坐的基础。

常人的日常体姿主要包括行、驻、坐、卧四种，不论是以修身健体还是培神养性为目的的修习，均要求举止进退保持安详，不可有粗鲁或轻浮的举动，因为举止不端庄则心浮气躁，连涵养都谈不上，更何谈静心养气。

一、初级 正身

正身，也就是端正身姿，体态安详，举止优雅。修习打坐前，可从注意日常的行、驻、坐、卧四种身姿开始修习。

（一）行

走路时，应目视前方两米，不可左顾右盼，亦不可低头仰视；行进间，身体保持平直，头不偏向一方，后颈靠着衣领，双手不可置放腰后，若要赶路，可放大步伐，但不可奔跑。与师长同行，应走在左后方，距离一个肩膀的宽度，不可平行，亦不可离太远。

（二）驻

站立时，应抬头挺胸，姿势端正，不可倚墙靠壁，亦不可双手叉腰或抱胸，两脚前八后二，即以八字站立，两足间距离为前宽八寸（约27厘米）、后宽二寸（约7厘米）。与师长同站时，不可站在师长的上首、高处、对面，或与师长并排而站。

（三）坐

就坐时要平肩、收腭、双眼平视、手放双膝。师长在场，应坐半座，不可坐满，亦不可跷腿，并依师长指示的位置坐下，若师长示意与其平坐，应该礼貌遵行，不可违意。

（四）卧

寝卧时，不可展足横腰，亦不可寝前多语，若午休小憩，应采用吉祥卧的卧姿（参见第七章"吉祥卧"）。

（五）胡坐有害

常人的一生有三分之一的时间采用坐姿，但大部分的坐姿都存在健康隐患。比如下图中所示的几种常见的不良坐姿。

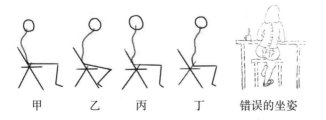

甲　　乙　　丙　　丁　　错误的坐姿

1. 深陷沙发（升级版即"葛优躺"）

这种坐姿的表现为背部扭曲，脊椎歪斜，胸部塌陷，腰部瘫软，日积月累会引发椎间盘突出、呼吸困难、颈部血管挤压、肌肉功能减弱等问题。

2. 驼背伏案

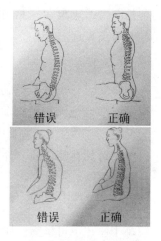

错误　　　正确

错误　　　正确

这种坐姿会造成腰椎扁平和上背部曲线过大，造成脊柱侧弯的后果，尤其严重的伤害在于颈部，会使颈椎的七块椎骨椎间孔变小，促生椎骨边缘骨刺，压迫脊神经根部，引发脑供血不足。

3. 二郎跷腿

这是最常见的社交坐姿，流沙河在《二郎腿的解释》一文中说，"用专业术语说，应是禹步。相传禹治洪水，尽力沟洫，十年不入家门，患得偏枯之病（偏瘫），一腿僵死。"

经常跷二郎腿会造成腰椎与胸椎压力分布不均，压迫脊椎神经，并妨碍腿部血液循环，严重者常出现腿部静脉曲张、溃疡、静脉炎等疾病。

4. 抬头挺胸

这种坐姿看似无毛病，但实际上并没有使重心落在坐骨上。坐骨长在人体骨盆最下端，之所以叫坐骨，就是因为它在坐姿中是负责把重力向下传递的。采用这样的坐姿会使肌肉过度紧张，不能长时间维持端正的姿势，而且会引起脊柱过度平直。

如何找到坐骨呢？坐在硬质椅面上，双手从身体的侧面，找到左右臀部正下方、接触椅面的两块骨头，就是坐骨，处于骨盆最底下的位置。常见的不良坐姿往往是更多地让尾骨承担压力。（注意：坐骨与尾骨不是一回事）

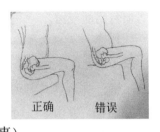

正确　　错误

有一首偈颂，总结了十四种错误的坐姿："头偏脸斜及仰垂，弯腰驼背身偏斜，背靠墙壁散放腿，十四坐姿应避免。"以上这些不良坐姿，应当时时提醒自己加以纠正。

不良的坐姿各有各的"舒适"，实则危害极大；正确的坐姿知易行难，但养成习惯后获益终身。

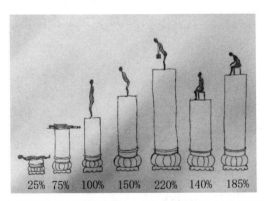

25%　75%　100%　150%　220%　140%　185%

不同体姿腰椎承受的压力百分比（以正确姿势直立时为百分之百）

（六）重新学坐

古语云："站如松，坐如钟。"意思是正确的坐姿要像铜钟一样，整个人体重心平衡，下盘稳固，三十三块脊椎骨呈现出自然优雅的曲线。这样的坐姿可使人体肌肉放松，呼吸自然，血液通畅，能满足较长时间的作息需要，尽量减少岁月对人体骨骼经络的侵蚀。

1. 现代人日常作息的坐姿基本采用垂足坐，正确的垂足坐姿至少包含以下几个要点。

（1）保持骨盆中立位；

（2）坐骨与座面贴合，以两侧坐骨支撑上身重量；

（3）双脚着地，小腿垂直于地面，大腿基本平行于地面；

（4）脊柱符合自然的生理性弯曲（颈椎和腰椎前凸，胸椎和骶椎后凸）；

（5）两肩舒张，胸部平敞；

（6）身体中正，不偏不倚。

2. 保持骨盆中立位，可使关节与肌肉处于最符合人体工学的排列。鉴于"中立位"概念的重要性，这里再延展一个内容，就是如何检验自己在每种体姿下是否保持骨盆中立位。

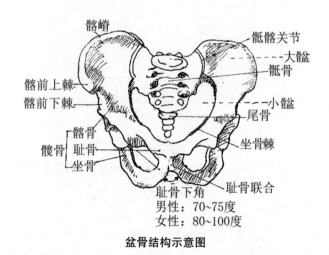

盆骨结构示意图

站姿：双腿与髋等宽，两手掌根贴在髂前上棘位置。双手中指放于耻骨联合处，拇指贴于小腹，所成的三角形应当与地面垂直。

坐姿：坐骨结节与座面贴合。

仰卧：髂骨髂前上棘与耻骨联合组成的三角形与地面平行。

俯卧：两侧髂骨髂前上棘与耻骨联合，这三个点与地面贴合。

3. 学习正确坐姿可参习以下十二个步骤：

（1）准备一张座面宽阔平整的椅凳；

（2）双腿站立，两脚与肩同宽；

（3）缓缓坐至椅面，使两侧坐骨与椅面贴合，双手分别放于两膝；

（4）两脚平放于地面，上身挺直，前后摆动臀部，找到坐骨的平衡感；

（5）保持坐骨贴合座面，缓缓前移，直至大腿不接触座面，保持上身挺直；

（6）把双手放到下背部并深呼吸，感受背部和腹部肌肉的紧张程度；

（7）以坐骨为支点，上身整体略做前倾、后倾（注意，身体的弯曲应该在腹股沟处，而不是腰部），找到肌肉感觉最放松的角度并记录；

（8）在腰后平行于肚脐高度的位置放置靠垫，臀部向座面后部平移；

（9）向后靠到椅背，让靠垫支撑腰部；

（10）放松颈部，让头部向前和向上延展，并充分伸展背部；

（11）以坐骨为支点，上身整体略做前倾并略收下巴（注意，要将头部和胸腔一起向前送，而不是颈部前移），找到肌肉感觉最放松的角度并记录；

（12）有意识地熟悉上述（7）和（11）的坐姿，在不用手时采用（7）的坐姿，在用手工作时采用（11）的坐姿。

总之，不论处于哪个年龄段，从事何种职业，都必须重视正确的坐姿，而正确坐姿的核心就是——正身。

二、二级 静心

掌握正确的坐姿，只能算是修习打坐的入门，正身之后的关键一步，就是静心。所以，先不要急于摆姿势、练形体、上座盘膝，那只是外在的表象。所谓实相非相，真空妙有，动作再好，没有内修是不会有实效的。同时，不做内修，也不可能真正练好形体。

静心的定义、方法门派众多，并且每个人的根基、体悟、目标也各有不同，所以修习的方法千人千面、莫衷一是，不可能也不应该存在一个定律。本文不探讨宗教和哲学意义上的静心，而是仅从心理层面做一些浅显的分析。

（一）闲看庭前花

静心不一定是思维停滞，人欲泯灭，甚至超然物外，通灵玄妙。在这方面明显有别于佛道入定的境界。

静心，首先是指止住胡思乱想，平抑心猿意马，调节看问题的角度，平和心态。"不以物喜，不以己悲"，平淡从容，所谓"守身如玉易，守脑如玉难"，既不轻信人言，也不怀疑一切，灯红酒绿时坦然处之，曲终人散时怡然自得。

平时注重提升自我修养，保持健康的心理状态，甘于享受陈继儒在《小窗幽记》中描述的心境："宠辱不惊，闲看庭前花开花落；去留无意，漫随天外云卷云舒。"要做到这个层面的境地，相对还是比较容易的，很多同修也时常有所体悟。

（二）心静月影残

　　要到达更高一层境地就不太容易了，因为大脑绝大部分时间都在高速运动，就连睡觉都很少进入深度睡眠。静心就是要拉住大脑狂奔的缰绳，让纷繁的心念迟缓下来，反观自身，减少不必要的思考。刚开始的阶段一般很难把心静下来，就如抽刀断水，刚拦住一个杂念又来了一个杂念。这个时候不同的人会运用不同的方法，比如数息、持咒、参话头等，如此修习一段时间，感觉能够将心安稳下来。但这还不是究竟的地步，因为心虽不乱跑，却终究还是牵挂在一个念头上，如贾岛的“石室人心静，冰潭月影残”。当然，能牢牢地牵挂在一处要比散漫地游荡在多处有益得多，能达到这个境界已属不易。

　　心境的纯杂、静躁因由先天遗传、后天学习以及内外环境的综合影响，就像指纹一样千差万别，因此真正适合自己的静心法门无法靠“纸上得来”，必须要实修“躬行”，方能“绝知”体悟。我的方法就是借用儒家的“格物”，在修习静心的时候，正身而坐，略收下颌，调整呼吸，双眼微闭，若有若无的目光落在面前五尺左右的某个点，这个点可以是地板上的一处木斑，也可以是地毯上的一个花纹，等等。顺着这个纹或特征点，慢慢地心就像被自我催眠一样愈来愈静。同时，还可以借助一首熟悉的古曲（因为古曲用五音而没有半音，应和五脏，和谐身心）。这些方法是我自己的经验，仅供同修参考，不可照搬。

（三）其间无古今

　　至于更彻底的境界，应如白居易所说的，“心静即声淡，其间无古今”。到了这个境地，自身似乎已置于时空之外，不会再受外物的羁绊，也不再纠结于内心的波涛，即所谓物我两忘的境地。

于我而言，我坚信存在这样的境地，因为在片刻时有这样的体悟，但修习尚不够纯熟，这样的境地时来即去，还不能得其究竟。正如陈白沙诗云："刘郎莫记归时路，只许刘郎一度来。"反省二十多年来的打坐历程，只能说自己用功不足，十分惭愧。

（四）知行本一体

所以明了道理看似简单，而真正融会贯通，把道理融入心内，心动则行，行必由心，就不是简单的功课了。

但我们也不能畏难不进，即使每天只有很短的静心时段，也会有很大的人生收获。科学研究证明：静心可以增强大脑中5-羟色胺（血清素）的功能水平，降低血液中被称为"疲劳素"的乳酸浓度；静坐5~10分钟，人的大脑耗氧量就会降低17%，而这个数值相当于深睡7个小时后的变化。因此，静心能使头脑处于更敏锐的状态，感受到平时易被忽略的生活细节，体悟到平时易被尘染的心灵感动。更深的修习可以让我们积蓄生命的力量，接近生命的真谛。有句话说得挺恰当："小静"有"小得"，"大静"有"大得"。

总之，只有真正养成静心的习惯，才能切实体悟正在修习的功夫，也才能真正收获修习的实效。身静有助心静，心静必能身静，身心本自一体，这也符合"知行合一"阐述的精髓。

三、三级 上座

修习静心之后就可以开始上座修习了。零基础的修习者可依据自身状况，选择适合的坐姿开始修习。第一章介绍了多种坐姿，初习者可从正坐、跪坐或散盘、单盘开始，但不论选择何种坐姿，都应知晓第三章的事项，并尽可能将姿势坐得标准，以取得预期效果且避免受伤。

再次强调：并非所有人都适合盘膝修习，一定要量力而"坐"。

（一）松韧带

韧带（ligament），是白色带状的结缔组织，质坚韧，有弹性，能把骨骼连接在一起，并能固定某些脏器，如肝、脾、肾等的位置。医学上韧带分为囊外韧带、囊内韧带、关节囊韧带以及由腹膜皱襞形成的结缔组织等几种。人体关节处的韧带主要有膝关节交叉韧带、腹股沟韧带、喙肩韧带、肘关节的桡侧副韧带、尺侧副韧带等，这些韧带附着于骨关节周围，用于固定关节，防止关节过度拉伸。此处主要讨论膝关节交叉韧带和腹股沟韧带。

膝关节内有前、后十字韧带（又称交叉韧带），前十字韧带起自胫骨髁间隆起的前方，向后、上、外止于股骨外髁的内面；后十字韧带起自胫骨髁间隆起的后方，向前、上、内止于股骨内髁的外面。膝关节不论伸直或屈曲，前后十字韧带均呈紧张状态，前十字韧带可防止胫骨向前移动，后十字韧带可防止胫骨向后移动。

腹股沟也被称为鼠蹊，是下腹部两侧位于大腿与腹交界处之凹沟的三角形区域，其内侧界为腹直肌外缘，上界为髂前上棘至腹直肌外缘的水平线，下界为腹股沟韧带。腹股沟韧带，即腹外斜肌腱膜在髂前上棘至耻骨结节间向后上方反折增厚的部分。外侧脚向内上发出的纤维经精索之后，移行于腹直肌鞘前层，称反转韧带；外侧脚内端弯向后外的纤维形成腔隙韧带

（陷窝韧带）。

中医还有"筋"的概念，西方医学的筋（tendon 或 sinew），是指肌腱或骨头上的韧带，有些论述也指可以看见的皮下静脉。中医概念的筋，是指附着在骨头上，有收缩肌肉、活动关节和固定作用的特殊的韧带。（本级讨论的"松韧带"，有别于本章第五级讨论的"撑筋"，修习的方法和收效均有不同，特此说明。）

韧带松柔，能够提高身体弯曲的承受能力，提升肢体的延展程度，预防运动时的伤害。松韧带一定要注意循序渐进，防止受伤。尤其成人的锻炼更需注意安全。现代医学研究发现，人的韧带随着骨骼发育的成熟在 16 岁左右时基本定型，所以成人松韧带，适宜采用静压法，即保持一定时间的极限拉伸姿势，主要方法有横叉、竖叉、正压、侧压、垫脚、坐式等。

以下方法可用于坐式松韧带的训练，仅供参考，具体修习应由专业人士指导。

1. 拉伸膝部关节韧带

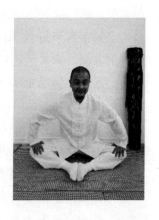

（1）坐于上垫，两膝弯曲，足心相对，脚踵部尽量向身体靠拢，双手握于脚踝，两手肘部和前臂压在两腿上，尽量使两腿贴于垫面。

（2）坐于上垫，两膝弯曲，足心相对，脚踵部尽量向身体靠拢，双手并拢向前伸直，上身以尾骨为轴心尽量前倾。

2. 拉伸踝关节韧带

（1）两膝并拢跪于下垫，双脚脚背贴于垫面，双脚大脚趾交叠，臀部贴于脚踝（参见第一章正坐）。

（2）两膝分开跪于下垫，双脚脚背贴于垫面，臀部坐于垫面，双脚分置于臀部两侧。

这四种方法可交替练习。

（二）起势

坐于上垫，平伸右腿，左腿弯曲，双手握住左脚脚踝，将左腿置于右腿上，并使左脚脚踵沿右腿缓慢移至右侧鼠蹊位，保持这个姿势五秒，然后再沿右腿缓慢复位。换右腿重复上述动作。左右腿各八次。

（三）散盘

散盘是自然盘膝坐的一种变通坐法，两脚交叉而坐，膝盖悬空。这种坐法比较容易累，而且不稳定，较难久坐。

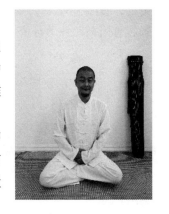

散盘时坐于跌坐垫的上垫，平伸右腿，左腿弯曲，将左脚趾端抵于右腿腘窝处，然后弯曲右腿，将右足置于左小腿下。左右腿反之亦然。

修习要点：

1. 两膝盖的连线与身体平行；

2. 两脚踵的连线与身体平行；

3. 下方大腿与下垫座面贴合；

4. 坐骨平衡受力；

5. 上身以尾骨为轴心略向前倾，可维持纵向平衡，并可减轻腰背肌肉的疲劳程度。

（四）单盘

单盘也称为半跏趺坐，即盘膝时只交一足。

单盘时坐于趺坐垫的上垫，平伸右腿，左腿弯曲，将左脚脚掌置于右腿膝盖下，然后弯曲右腿，将右腿置于左腿上，并使右脚脚踵抵至左侧鼠蹊位。左右腿反之亦然。

修习要点：

1. 两膝盖的连线与身体平行；

2. 下方大腿与下垫座面贴合；

3. 上方大腿的膝盖置于下方脚掌上；

4. 坐骨平衡受力；

5. 上身以尾骨为轴心略向前倾，可维持纵向平衡，并可减轻腰背肌肉的疲劳程度。

（五）收势

1. 将盘放的双腿缓缓放下，两腿弯曲，足心相对，以自己感觉舒适放松为宜，双手轻握脚踝或足尖，上身缓慢地以尾骨为轴心作顺、逆时针的转动，术语称为"晃海"。"海"指下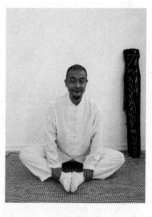腹部，晃海就是把下腹部的骶髂关节、腰、小腹整个当成一个水缸，以尾骨为轴心，保持头正、身直，缓缓地顺时针转八圈，逆时针转八圈，重复八次。晃海的目的是放松两腿关节和肌肉。

2. 晃海放松后，将两腿平伸而坐，双手沿双腿上下按摩大腿、膝关节和小腿，同时顺、逆时针缓慢转动脚踝三十二次。

3. 下一步，一腿平伸，另一腿放在平伸着的大腿上面，用叠放腿侧的手扶住膝盖，另一只手以空心掌的劳官穴对脚心的涌泉穴轻轻拍打三十二次，然后换腿重复上述动作。

4. 如身体发汗，要擦干汗水（尤其是颈后大椎处的汗），才可以起身下地，以免被风寒侵袭。

5. 起身，双脚并立，略弯腰，屈膝，双手抚两膝，顺、逆时针缓慢转动膝盖。

6. 双脚并立，全身放松，双手自然下垂于大腿两侧，

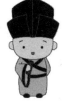

1. 晃海
2. 按摩腿部肌肉和膝关节
3. 缓慢转动脚踝
4. 轻拍涌泉穴
5. 缓慢转动膝盖
6. 缓慢提放脚踵

脚尖触地，脚踵缓慢提起放下三十二次。

上述动作可全部完成或依据自己的经验部分完成，但双盘打坐结束后的放松训练尤其重要，因为双盘容易导致腿部肌肉萎缩变形，所以如果长期坚持双盘打坐，则上述动作非常必要。

四、四级 全跏趺坐

全跏趺坐俗称双盘，即盘膝时交双足。

双盘时坐于趺坐垫的下垫（上垫撤走不用），平伸双腿，先弯曲右腿，将右腿置于左腿上，并使右脚脚踵抵至左侧鼠蹊位，然后再弯曲左腿，将左腿置于右腿上，并使左脚脚踵抵至右侧鼠蹊位。

禅修采用"毗卢遮那七支坐法"，提纲挈领、言简意赅地阐明了双盘坐姿的要点。七支就是七个要点，其中部分内容属于佛学的范畴，所以在此文中只沿用七个要点中适合常人的内容，并做了部分与中医契合的改动。

（一）腿平

双盘时应使双腿贴于垫面，这样双腿与坐骨就形成了稳固

的三角形，不仅减轻腰、背肌肉的疲劳程度，而且保护尾骨及脊椎。同时，双腿贴于垫面也保证了膝盖不会悬空，更重要的是保证了髌骨正面与脚尖方向一致，这样可保护膝关节不受损伤。

（二）脊直

修习双盘很关键的一点是脊直，即上身符合人体健康自然的挺直，不前俯后仰，不左右歪斜，百会穴与会阴穴成垂直一线。从侧面看，身体的姿势不是与垫面垂直，而是斜直，略往前倾，这样就可使尾骨略微悬空。应注意保持自然放松的状态，因为中医认为松则气顺，经脉舒畅；僵则气滞，有碍气血流通。

脊直的要点就是"含胸拔背"，通俗地讲就是"腰直胸不挺"，脊椎保持正确的姿势很重要，因为人最重要的任、督两条脉，都围绕脊椎而行，脊直则脉直，脉直则气顺。清代著名医学家叶桂认为"任脉主一身之阴，为阴脉之海；督脉主一身之阳，为阳脉之海"，因此有"任督通则百脉皆通"的说法，如果打坐时身体不正，脊椎不直，气脉就不能打通。但是脊椎又不能挺得太直，尤其不能挺胸，要略微含胸拔背，才符合脊椎的生理弯曲。

这里讲点题外话。直立行走是人类出现的标志之一。人之所以是万物之灵，就是因为动物是爬行的，而人是直行的。研究发现，人类两条腿行走消耗的能量只有四肢着地行走的黑猩猩的四分之一，而且也省力得多。易学大师邵雍在《皇极经世·观物外篇》中阐述：

> 动者体横，植者体纵，人宜横而反纵也。动物谓鸟兽，体皆横生，横者为纬，故动。植物谓草木，体皆纵生，纵者为经，故静。非惟鸟兽草木，上而列宿，下而山川，莫不

皆然。至于人，亦动物，体宜横而反纵，此所以异于万物，为最贵也。

成语"经天纬地"的意思就是天以经而连接上下，地以纬而横贯东西，"天干地支"的意思是干法天向上生长，支法地左右延伸。所以，经纬、干支的概念都体现了天地、纵横、动静、清浊等的辩证关系。身躯挺直，不偏不倚，则奇经八脉上乾清明，下坤培藏，升降合律；左离温通，右坎阴润，十方有度。

（三）肩张

双盘时两肩应自然舒张，不要内缩或沉肩躬背，但不要挺胸，肩张与挺胸是两个不同的概念，从侧面看可以很明显地区别肩部舒张与昂首挺胸的不同。

肩张的方法是坐好后脊椎上拔伸直，头部中正，双臂稍稍张开，肩膀稍稍向后张开，肩腋是内空的。从侧面看，肩是一条平行线；从后面看，肩是圆弧状。从头部往下顺势放松，上半身处于自然松直的状态，这样整个状态可以达到"松胸实腹"的效果，便于心静气沉，气脉通畅。

（四）手弛

我们有时会感觉手足无措，比如双盘时，总感觉手是"多余"的，往往不知道究竟放在哪里好。其实，只要是自己觉得舒适、松弛、自在的姿势都可以。古代正坐时，双手可以轻抚于膝盖或股部；狮子坐时，双手可撑于垫面；还有双手交叠置于下丹田处等。这些姿势都可以，原则就是让手松弛自在。个人经验是将双手放于两个大腿的腿面，轻轻抵住两脚的脚踝，类似于"限位"，这样可使双脚自然放松地盘住，避免使用小腿力量阻止滑落。

有相当多的修习者在打坐时结手印，这是有风险的。原因有二：

其一，静功讲究内敛，心有旁骛则心浮气动，不利养神。

其二，佛家手印法门繁多，结手印者须具足戒，且须得到僧人或喇嘛亲自传授，若无明师，不宜轻率，以免自误。请读者万万注意。

（五）头正

头中正是指头部不俯不昂，不偏不斜。这既利于颈椎正直，又可轻微压迫颈动脉，减缓生理活动，减低新陈代谢。

头正的具体方法，首先使头部不左右歪斜，然后微闭双眼，收敛目光，视线与颈椎的角度约为六十度。下颏微内收（不是低头），轻轻压住颈部左右两条大动脉活动即可，可以自己用手摸颈部的这两条脉管，帮助感受下颏内收的程度。如果头部偏斜，则颈背肌肉会酸痛；如果头部俯仰不当，则打坐时间稍长就容易昏沉。

（六）眼净

中医认为"肝开窍于目""目无郁滞而不病"，说明护眼、养眼对健康的重要作用。同时，由于目光所摄，心必有动，眼不净则心不静，所以眼净对于调理五脏、收摄心性有很大的裨益。

眼净不是目光呆滞，是要目光纯净。

修习的方法可以先把两目定住，然后慢慢垂下眼帘，保持双目半闭微张，似闭还开，视线与颈椎的角度约为六十度，目光可以确定在垫前某处，但要视若无睹，不要用力看。传统静功中有术语叫作"垂帘"，意思就是眼睛半开半闭的。

苏轼对"眼净"这个词特别喜好，可能与他在修佛、修道、修静坐时的切身体悟有关，年少时只当作文豪苏仙的字间风情，现在读来，才知"铁冠道人""东坡居士"都是实修证悟的真正见地，特摘录这些词句于下：

> 吴山道人心似水，眼净尘空无可扫。
>
> 佳人斜倚合江楼，水光都眼净，山色总眉愁。
>
> 水洗禅心都眼净，山供诗笔总眉愁。

（七）舌桥

打坐时最容易忽略的一点就是舌抵上颚"搭鹊桥"。古代也有将舌称为"灵根""心窍"的说法。《灵枢·脉度》中说"心气通于舌，心和则舌能知五味矣"。中医认为舌为心之苗，脾之外候，苔由胃气所生。

搭舌桥的方法是使嘴部肌肉自然放松，嘴唇轻轻闭合，上牙与下牙稍留缝隙，不要咬合，将舌的前端微卷，放松咽部，用舌尖的底部轻触上腭，犹如尚未生齿的婴儿酣睡时的状态。可尝试发"日"这个音，发出音后舌头保持在这个位置，等排尽口腔空气后，微闭嘴唇，放松嘴部肌肉即自然搭成。

传统养生理论认为，修习静功时，真气经由督脉上行百会再下行到口腔，生化成清而甜的津液（口水），称为"甘露灌顶"。吕纯阳《百字铭》中"白云朝顶上，甘露洒须弥"就是表达这个境界。当津液满口，就应用吞津法将其吞入腹内。

传统养生理论还认为，上腭有两个小窝称为"天池"（伸进手指可以摸到），上通泥丸，为神炁汇聚之所，其窍不闭，则漏神漏炁，所以叫"口开神炁散"，舌尖反卷上封此窍，可以保养神炁。神炁相抱，则津液易滋，随口咽下，灌溉五脏。另外，舌顶上腭，还有接通任督二脉的作用，所以形象地称之为"搭

（上）鹊桥"。

五、五级 撑筋松胯

此处的"胯"其实指的是胯骨，也即髋骨。在一些脊椎动物（包括青春期前的人类）中，髋骨由三部分组成：髂骨，坐骨和耻骨。人在出生时，这三种成分被透明软骨分开，它们在髋臼中的软骨 Y 形部分中彼此连接。到青春期结束时，三个区域融合在一起直至硬化，统称为髋骨（或盆骨）。

松胯其实指两个部位的放松，其一是髋关节（前胯），其二是骶髂关节（后胯，旧称泛臀）。松胯的目的是盘开胯根至膝弯的大筋。中国武术十分重视"圆裆松胯"，甚至有"宁传十拳，不传一胯"之说。养生学也强调"筋长一寸，寿延十年"，此处的筋主要就是指胯部及肩部的大筋。

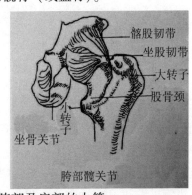

髂股韧带
坐股韧带
大转子
股骨颈
小转子
坐骨关节

胯部髋关节

由于对韧带和大筋存在这样的认知误区，即把松韧带（参见本章第三级）混同于撑筋开胯，因此，再次梳理一下韧带与大筋以及松韧带与开胯之间的异同。

1. 韧带一般指连接骨头与骨头或其他脏器的结缔组织，而大筋连接的是骨头与肌肉。

2. 大筋可以由神经控制传递电信号，而韧带不能，这是因为大筋中有神经纤维，而韧带则完全是致密的结缔组织。

3. 韧带在骨骼发育完成后就已基本定型，可以通过训练拉松韧带，但是停止训练后韧带会再次退化；而大筋通过训练后，不仅打开骨缝，而且增强了大筋的强度和韧性，从根本上改变了生理构造，并且不会因停止练习而改变。

4. 顺带说明，胯（骨）和裆是不同的概念，裆是指两腿之间的部位，胯（骨）是指骨盆处的骨骼结构。

"胯"有前胯和后胯的区别。前胯即髋关节，松前胯可用劈叉、压腿等类似松韧带的方法。后胯指骶髂关节，即骶骨和髂骨后面的耳状面相连之处，此处是假关节。松后胯比松前胯难度大得多，需要充沛的丹田之气，但练成后的收效也更大。由于胯处于人体私密部位，且是武人的不传之秘，古籍中往往语焉不详。我通过修习比较，结合双盘的静功方法，推荐坐式松后胯的方法，步骤如下：

1. 坐于垫上，双脚足心相对，双膝尽量贴近垫面，双腿围成的形状呈近似方形；

2. 双手抚膝，上身挺直；

3. 髋关节的股骨头配合意念往后外撑，提肛，命门向后打开，尾闾往下坐；

4. 足尖紧抵，踵部略分，意念中双腿围成的形状渐呈圆形，保持坐姿五分钟以上；

5. 收势，晃海放松。

本章讨论了打坐调身的方法及不同修习阶段的实修体悟，修习者可依据个人实际情况，采用双跏趺、单跏趺、交脚坐、跨鹤坐、正坐等坐姿，乃至日常的垂足坐亦可。借用一首偈讼："双单跏趺最为优，交脚跨鹤亦无错；正襟危坐方便法，五式普为禅子修。"在修习过程中，依据自身情况和体悟，循序渐进，每一级的修习时间从五分钟渐渐增加至半小时，递增的周期一般掌握在二至三个月。只要持之以恒，将静心、正身化为日常习惯，定会收到身形挺直、呼吸顺畅、仪态端庄的实效。

第五章 中阶调息

调息是古人所述养生三调之一。"调"有调和、调整、调理之意。"息"字的古义有三：精神、呼吸以及呼吸间的停顿。调息一法，贯彻三教，大之可以入道，小用可以养生，本文仅探讨目的在于养生的呼吸之调。

鼻中气体出入，入名为吸，出名为呼，一呼一吸之间的停顿为息，"凡入气为阴，出气为阳"。《素问·平人气象论》对呼、吸、息、脉搏的节律有明确论述：

人一呼，脉再动；一吸，脉亦再动；呼吸定息，脉五动。

岐伯告诉黄帝说，常人一次呼气为两次脉跳，一次吸气也是两次脉跳，呼气与吸气之间有停顿为一次脉跳，所以，人一次呼吸共五次脉跳。现代医学研究统计，普通人一天呼吸约 2 万次，每次呼吸约 5 秒钟，吸入约 500 毫升的空气，约 140 毫升分配在从鼻腔到细支气管这段气体交换的无效腔，被送入肺泡的约 360 毫升。

呼吸的方式有多种，以下分别作简单分析。

1. 锁骨式呼吸

很多成年人的呼吸处于亚健康状态，这种呼吸方式比较浅短急促，新旧空气交换只用肺的上半部来完成，只动用肺上部约两成的肺泡。从身体外表看只有肩部的起伏比较明显，胸部基本没有扩张，更遑论腹部的变化，因此也可被称为"锁骨式呼吸"。这种呼吸方式不能尽肺叶张缩的量，肺底的肺泡不能得到彻底完全地扩张收缩，吸入的新鲜空气无法深入到肺叶末端，因此达不到彻底吸氧吐碳的功用，吐故纳新的完成度不足三成，血液循环不能优良。长期用这种方式进行呼吸，占八成的中下肺泡会逐渐萎缩退化，其中的微循环逐渐壅塞，造成胸、肩部肌肉紧张，脊柱僵硬，氧气供应不足。

2. 胸式呼吸

相较于"锁骨式呼吸"，更合理健康的方式是"胸式呼吸"。胸式呼吸时起伏的部位主要在胸腔，类似于我们常说的"深呼吸"。上小下大的胸腔有十二对肋骨从上到下排列，每对连接胸骨部分的前端都有一段软骨组织，第一对到第七对肋骨的前端连在胸骨上，后端则连在脊柱的胸椎段，第八到第十对肋骨的前端附在第七对肋骨上，而第十一到第十二对肋骨是悬空。肋骨的这种由上到下的排列结构，使胸廓的下部活动范围增大，便于吸入更多空气。胸式呼吸时应使脊柱自然挺直，缓慢呼吸，使呼吸的频率降低至每分钟十次以下，控制呼吸的节律，加大每次呼吸的吞吐量，扩张整个胸腔，以使内外空气在肺泡中充分交换。但胸式呼吸也只动用了三至四成左右的肺泡。

3. 腹式呼吸

腹式呼吸又称为横膈呼吸。横膈是把肺和腹腔器官分开的强有力的膜状肌，吸气时空气入肺，充满周边，肺底舒张，把膈肌压下，这时胸部空松腹部外凸；呼气时腹部紧缩，膈肌被推而上，紧抵肺部，使肺中浊气尽量外散。吸气时横膈运动越向下，吸入肺脏的空气就越多。研究证明：膈肌每下降 1 厘米，肺通气量可增加 250～300 毫升。长期坚持腹式呼吸，可使膈肌下降 4～5 厘米。

腹式呼吸可以更好地代谢停滞在肺底部的废气，让新鲜的氧气进入肺底部，有扩大肺活量、改善心肺功能，减少肺部感染、增强腹部脏器尤其是脾胃的功能，安神益智、消除疲劳等功效。

4. 潜呼吸、丹田呼吸、脐呼吸、体呼吸

潜呼吸是一种在长期坚持腹式呼吸后，自发形成的一种呼吸方法。其特点是下腹部由于长期腹式呼吸的习惯，无须借助意念和外力而自发地微微起伏，犹如"随风潜入夜"，故名"潜呼吸"。

若从外表上看，呼吸绵匀细微，与丹田开合默契，似丹田控制口鼻呼吸，故名"丹田呼吸"。京剧名家程砚秋说，"气沉丹田，头顶虚空，全凭腰转，两肩轻松"，此处的"气沉丹田"，即是借用气功术语来描述运用丹田呼吸法的发声要诀。

若外表几乎不见腹部起伏，而想象呼吸从脐部出入，则称"胎息""脐呼吸"。此时神入气中，气包神外，调息进入更高境界。

体呼吸则是在丹田呼吸成熟的基础上，即呼吸达到近乎"若有若无，若存若止"的状态后，结合以意引气，或配合一些动作形成的一种"开合呼吸""毫毛呼吸"。

调息养生的机理主要在于通过改善呼吸的广度、深度和频度，使呼吸匀、柔、细、长，从而调和阴阳，理顺脏腑，疏通经络，再经由息妄念、修性命，吹嘘呼吸、吐故纳新，促进体内真气运行和气机的升降开合，采后天气补先天气。

调息的目标是"令息微微然""不涩不滑"，《童蒙止观》

对气息作了四种分类。

1. 风相：呼吸时口鼻发出气息声；

2. 喘相：虽无声，但气息出入结滞不通；

3. 气相：无声，亦不结滞，但出入不细，常人日常呼吸即如此；

4. 息相：无声，亦不结滞、不粗急，出入绵绵、若存若亡、资神安稳、情抱悦豫。

智顗大师认为，风、喘、气三相都是气息未调之相，"守风则散，守喘则结，守气则劳，守息即定"。所以修习静功者调息是重要的步骤，"息调则众患不生"。

调息的方式也有多种流派，本文从个人实修的经验总结，推荐修习腹式呼吸。对于初习者，松弛舒适和姿势正确是前提，所以修习腹式呼吸前应先修习第四章的调形，如果一开始就练呼吸，由于"形不正则气不顺，气不顺则意不宁，意不宁则形乱气散"，根基不固就会导致胸闷、心烦、头晕、气乱等诸多弊病。

传统调息有系统方法，然而也因个体、环境的不同而各有差异，修习时应由明师指点，慎重对待，万不可东施效颦。

一、六级腹式呼吸

腹式呼吸可分为自然腹式呼吸和深长腹式呼吸。人在婴幼儿时期的呼吸状态，以及自然界的动物，基本上都是自然腹式呼吸。深长腹式呼吸则是后天训练而成，这种腹式呼吸又可分顺式和逆式两种。顺腹式呼吸就是吸气时腹前壁鼓起，横膈下降；呼气时腹壁回缩或稍凹进，横膈也随之上升到原来水平。生理学上称为等容呼吸。逆腹式呼吸则反其道而行之，吸气时腹壁回缩或稍凹进，横膈下降，腹腔容积变小；呼气时腹前壁鼓起，横膈上升，腹腔容积变大。因此生理学上也称为变容呼吸。个人实修后认为，静功修习重在返璞归真，而"鼓努为力"式的逆腹式呼吸很难使人体处于自然放松的状态，所以我们建议采用顺腹式呼吸为宜。

修习腹式呼吸时可坐可卧，双目可睁可闭，原则是以自我感觉最松弛自然的姿势。初习者可将手放于脐下感受腹部的起伏。在修习时，先缓慢而深长地用鼻吸气，胸部和肩部不要扩张，此时用手可以感觉到腹部随吸气而缓缓鼓起。待吸气至腹部有胀感、腹肌略有紧张感时停止吸气，并稍做停顿（不要屏息）。然后口搭舌桥（参见第四章第四级），嘴唇微开，用嘴缓缓呼气，直至腹部复原到起始状态。呼吸过程中如有口津溢出，可徐徐下咽。这个过程可以想象成腹腔是一个水球，吸气时横膈膜向下压水球，呼气时放开让水球复原。

需要说明的八点：

1. 呼吸要缓慢而深长，熟练后应感觉不到气息声；

2. 用鼻吸气，用口呼气时搭舌桥，气流缓缓通过舌的间隙出唇；

3. 吸气与呼气均只达九分，勿到极限，否则由于氧气与二氧化碳比例失调，会导致头晕、胸闷等不适；

4. 呼和吸之间不要刻意屏息，原因同上；

5. 腹部鼓起是由于膈肌的下降挤压腹腔脏器所致，不要刻意鼓动腹肌；

6. 腹部收缩是由于膈肌上升导致的腹腔变小，这是相对于吸气时腹部膨胀而言的收缩复原，不要刻意将腹肌收紧向内，甚至挤压正常的腹腔容积，否则就背离了调息松弛自然的初衷；

7. 因为腹腔并没有通道和呼吸器官连通，腹部的鼓起或收缩并未使腹腔内部空间增大或缩小，因此，呼吸时腹腔只改变形状，不改变容积；

8. 腹式呼吸不是用腹部进行呼吸，空气被吸入后仍然只进入肺部而不能进入腹部，生理构造决定了任何时候都是用肺呼吸，这才是正规的中医理论。

二、七级 吐气六字

吐气六字诀，即六字诀养生法，属于中医传统养生的吐纳之法，其渊源可上溯至先秦时代。《南华经·外篇·刻意》曰："吹呴呼吸，吐故纳新，熊经鸟申，为寿而已矣。"经汉晋医家传承发扬，渐成体系，张仲景在《金匮要略》中就提及"导引、吐纳、针灸、膏摩"的治疗方法。《三论元旨》中将吐纳作为修身方法："夫静思坐忘、通神悟性者，此则修神之法也。导引形驱、吐纳元和者，此则修身之法也。"陶弘景在《养性延命录·服气疗病篇》中首次确定了吐气六字（吹、呼、唏、呵、嘘、呬）的具体名称及功效：

纳气有一，吐气六。纳气一者，谓吸也，吐气六者，谓吹、呼、唏、呵、嘘、呬，皆出气也。

委曲治病，吹以去热，呼以去风，唏以去烦，呵以下气，嘘以散寒，呬以解极。

凡病之来，不离五脏，事须识根，不识者勿为之而。心脏病者，体有冷热，吹呼二气出之；肺脏病者，胸膈胀满，嘘气出之；脾脏病者，体上游风习习，身痒痛闷，唏气出之；肝脏病者，眼疼愁忧不乐，呵气出之。

自隋以来，历代文献对六字诀有不少论述，例如，隋·智顗《童蒙止观》、唐·孙思邈《千金要方》、唐·胡愔《黄庭内景五脏六腑补泄图》、唐《幻真先生服元气诀》、唐《太清导引养生经·蛤蟆行气法》、宋·邹朴庵《太上玉轴六字气诀》、元·丘处机《摄生消息论》、明·胡文焕《类修要诀》、明·高濂《遵生八笺》、明·冷谦《修龄要旨》、明·龚廷贤《寿世保元》、清·汪昂《医方集解》、清·尤先洲《寿世青编》及近代张锡纯《医学衷中参西录》，他们传承了陶弘景的六字命名和五脏对应。并且因应大司天周期及医学临证经验，各自作出了相应的调整。

胡愔将肺"嘘"调整为"呬"，心"呼"调整为"呵"，肝"呵"调整为"嘘"，脾"唏"调整为"呼"，肾"呬"调整为"吹"，另增胆"嘻"之法。

《幻真先生服元气诀》中增加了进取诀、淘气诀、调气诀、咽气诀、行气诀、炼气诀、委气诀、闭气诀、布气诀等更多的吐纳方法。

邹朴庵则提出了修习六字诀时的一些具体要求："念时耳不得闻声……念毕低头闭口，以鼻徐徐吸天地之清气……吸时耳亦不得闻声。"并增加了叩齿、搅海、咽津等导引动作，拓展了吐纳六字的修习范畴。

胡文焕也提出了类似的导引动作，"肝若嘘时目睁精，肺知呬气手双擎，心呵顶上连叉手，肾吹抱取膝头平，脾病呼时须撮口，三焦客热卧嘻宁""春嘘明目木扶肝，夏至呵心火自闭，秋呬定收金润肺，肾吹惟要坎中安，三焦嘻却除烦热，四季常呼脾化餐，切忌出声闻口耳，其功尤胜保神丹"。这些动作主要起到配合调息的辅助作用，而非吐纳法的主要内容。

陶弘景把六字、五脏、四季与阴阳生克相对应："春嘘明目木扶肝，夏至呵心火自闲，秋呬定收金肺润，肾吹唯要坎中安，三焦嘻却除烦热，四季长呼脾化餐，切忌出声闻口耳，其功尤胜保神丹。"

基于五行生克的六字运用认为，以养生为主要目的，应按五行相生的顺序，嘘（木，肝）—呵（火，心）—呼（土，脾）—呬（金，肺）—吹（水，肾）—嘻（木，胆、三焦）；以疗病为主要目的，应按五行相克的顺序，呵（火，心）—呬（金，肺）—嘘（木，肝）—呼（土，脾）—吹（水，肾）—嘻（木，胆、三焦）。

其他与导引吐纳功法相关的有易筋经、峨眉桩、形意拳、八卦掌、大雁功、八段锦等，不论其内涵与外延有何不同理解，有一个原则是相通的，就是要求"抑目静耳，凝神敛思"。

吐气六字诀的功效原理是运用六个字不同的发音口型，即分别着力于唇、舌、牙、齿、喉，以牵动不动的脏腑经络气血的运行。六字的发音方式主要有三种流派："养气功六字诀""峨眉派""六字真言"。

目前主流观点所认可的六字发音、对应脏腑、口型等规范如下。

（一）呵（舌音，通心脏，属火）

呵（hē），舌体上拱，口半张，舌平放于口内，舌尖轻顶下齿，下颌放松，舌边轻贴上槽牙，气从舌与上颚之间缓缓吐出。

（二）呼（喉音，通脾脏，属土）

呼（hū），舌两侧上卷，口型为撮口如管状，舌用力前伸，气从喉出后，在口腔形成一股中间气流，经撮圆的口唇呼出。

（三）嘘（牙音，通肝脏，属木）

嘘（xū），两唇微合，嘴角横绷，略向后用力，槽牙上下平对，中留缝隙，槽牙与舌边亦有空隙，吐气时，气从槽牙两边的空隙中呼出。

（四）嘻（牙音，通少阳，既疏胆经，又疏三焦，属木）

嘻（xī），两唇微启，嘴角略从后引并上翘，舌稍后缩，舌尖向下，轻抵下齿，槽牙上下轻轻咬合，呼气时使气流从槽牙边的空隙中经过呼出，有喜笑自得之貌。

（五）吹（唇音，通肾脏，属水）

吹（chuī），舌体、嘴角后引，槽牙相对，两唇向两侧拉开收紧，气从喉出后，从舌两边绕舌下，经唇间缓缓呼出。

（六）呬（齿音，通肺脏，属金）

呬（sī），上下门牙对齐，留有狭缝，两唇微后收，舌尖轻抵下齿，气从门牙的齿间呼出。

国家体育总局健身气功管理中心组织编创的《健身气功·六字诀》一书，非常全面，实用易学，修习者可自行参习。

三、八级 疏经通络

《黄帝内经》曰："五脏之道，皆出于经隧，以行血气。血气不和，百病乃变化而生。是故守经隧焉。"五脏六腑是人体的根本，"五脏者，藏精气而不泻也，故满而不能实；六腑者，传化物而不藏，故实而不能满也"。

五脏指心、肝、脾、肺、肾；六腑指胆、小肠、大肠、胃、膀胱、三焦（胸膈以上的心、肺及头面部为上焦，胸膈至肚脐的上腹部包括脾、胃、肝、胆在内为中焦，肾、膀胱及大、小肠等为下焦）；奇恒之腑，指脑、髓、骨、脉、胆、女子胞。

脏腑的五行属性分别为：肝与胆属木；心与小肠属火；脾与胃属土；肺与大肠属金；肾与膀胱属水；心包与三焦属火。

中医甚至还对脏腑作了拟人化的定位，《素问·灵兰秘典论》中曰："心者，君主之官，神明出焉；肺为相傅之官，治节出焉；肝者，将军之官，谋虑出焉；胆者，中正之官，决断出焉；膻中者，臣使之官，喜乐出焉；脾胃者，仓廪之官，五味出焉；大肠者，传道之官，变化出焉；小肠者，受盛之官，化物出焉；肾者，作强之官，伎巧出焉；三焦者，决渎之官，水道出焉；膀胱者，州都之官，津液藏焉，气化则能出焉。"

经络内联脏腑，外络肢节，循环往复，阴阳互补。人体健康时，经络运行气血，但在发生疾病时，经络就成了六淫邪气窜突的路径。幸而中医总结出经络循行部位和络属脏腑，帮助我们在发生病痛时能够有的放矢、寻根治本，更重要的是，能够在日常按图索骥，通过锻炼经络、按摩穴位以达到保生健体、预防疾病的功效，长期坚持修习，甚至能达到"精满不思淫，气满不思食，神满不思睡"的境界。

经络、气血、脉象、穴位等概念是中医的基础理论，体系既宏观又动态，我们在此章节只摘录部分常识性概念，不作延展。了解这些常识是便于掌握简单的自我调理，如疏通内气、按摩穴位等功法。

（一）熟记经络走向

经，有经过、路径之意，经脉是指气血运行的干脉，分为正经十二经脉和奇经八脉、十二经别。

络，有联络、网络之意，络脉是指从经脉上分叉出的网状支脉，分为十五络脉、浮络、孙络。

经络表

经脉	正经十二经脉	手三阴经：从胸沿臂内侧走向手	手太阴肺经
			手厥阴心包经
			手少阴心经
		手三阳经：从手沿臂外侧走向头	手阳明大肠经
			手少阳三焦经
			手太阳小肠经
		足三阴经：从足沿腿内侧走向腹	足太阴脾经
			足厥阴肝经
			足少阴肾经
		足三阳经：从腹沿腿外侧走向足	足阳明胃经
			足少阳胆经
			足太阳膀胱经
	奇经八脉	任脉，"阴脉之海"，行于腹面正中线	
		督脉，"阳脉之海"，行于背部正中线	
		冲脉，"十二经脉之海"，又称"血海"	
		带脉，约束纵行的诸脉	
		阴跷、阳跷，主宰全身左右的阴阳	
		阴维、阳维，维络全身表里的阴阳	
	十二经别	足太阳经别 足少阴经别	离：腘部 入：肾、膀胱 出：项 合：足太阳膀胱经
		足少阳经别 足厥阴经别	离：下肢 入：肝、胆 出：目 合：足少阳胆经

续表

经脉	十二经别	足阳明经别 足太阴经别	离：髀部 入：脾、胃 出：鼻頞 合：足阳明胃经
		手太阳经别 手少阴经别	离：腋部 入：心、小肠 出：目内眦 合：手太阳小肠经
		手少阳经别 手厥阴经别	离：本经 入：三焦 出：耳后 合：手少阳三焦经
		手阳明经别 手太阴经别	离：本经 入：肺、大肠 出：缺盆 合：手阳明大肠经
络脉	十五络脉	十二经脉之别络及任脉络、督脉络和脾之大络
	浮络	位于皮下浅表的络脉
	孙络	络脉中的细小部分
十二经筋	约束骨骼、屈伸关节、维持人体正常运动功能
十二皮部	十二经脉及其络脉按其循行路线在体表的相应区域

（二）掌握取穴要领

穴位，即腧穴，"穴"是孔隙的意思。腧通输，有转输、输注之意。《类经·人之四海》记载："输、腧、俞，本经皆通用。"因此，腧穴又有输穴、俞穴之称。腧穴并不是孤立于体表的点，而是与深部组织器官有着密切联系、互相输通，是体表通过经络连通脏腑、输注气血的特殊部位。《黄帝内经》称之为

"节""会穴""气穴""气府"等；晋皇甫谧《针灸甲乙经》中则称之为"孔穴"；《太平圣惠方》又称作"穴道"；宋王惟一《铜人腧穴针灸图经》通称为"腧穴"；《神灸经纶》称为"穴位"；《素问·气府论》称作"脉气所发"；其他别名还有"骨空""砭灸处""孔道"等。《灵枢·九针十二原》说是"神气之所游行出入也，非皮肉筋骨也"。

腧穴大致分为十四经穴、经外奇穴和阿是穴三大类。十四经穴简称经穴，是正经十二和任、督二脉上的腧穴，有确定的名称、位置和直接的归经，是腧穴的主要部分，分为 52 个单穴，309 个双穴，共 361 个。经外奇穴简称奇穴，有一定的名称和明确的位置，但未列入经穴的系统，约有 50 个。阿是穴，又称天应穴、不定穴、压痛点等，既无固定的名称，也无固定的位置。所有腧穴中共有 108 个重要穴位，其中有 72 个穴采用点、按、揉等手法不至于伤害人体，其余 36 个穴是致命穴，俗称"死穴"（需要说明一下，即便是死穴，正常的按压也不会造成严重后果，致命是指使用重力或器具击打所致）。腧穴连通体表与脏腑，正确运用可起到保健养生、防治疾病的功效。

中医认为，按摩穴位可起到保养健身，预防疾病的功效，中医穴位按摩的手法主要包括"按""推""捏""揉"等，自行按摩时可根据穴位特性、所在部位及自身条件等选择一种或几种结合来施行。

下表所列腧穴，主要是为缓解打坐时伴生的酸、麻、痛等状况，且易于自行按摩的部分穴位。有两点需要特别注意：其一，按摩穴位只是保健和辅助，不能代替治疗，发现病痛还须就医进行正规治疗；其二，过于频繁地按摩穴位不可取，有可能导致穴位疲劳和抗性，甚至失效。

腧穴表

状况	腧穴	分属经络	简易取穴法
手麻	外关	手少阳三焦经	腕背横纹上二寸，尺骨与挠骨正中间
	手三里	手阳明大肠经	阳溪与曲池连线上，肘横纹下两寸
	曲池	手阳明大肠经	屈肘成直角，在肘横纹外侧端，与肱骨外上髁连线中点
脚麻	髀关	足阳明胃经	在髂前上棘与髌骨底外缘连线上，屈髋时平会阴
	太冲	足厥阴肝经	足背，第一、二趾骨结合部之前凹陷中
	足三里	足阳明胃经	犊鼻下三寸，胫骨前嵴外一横指处
	三阴交	足太阴脾经	内踝尖上三寸，胫骨内侧面后缘
颈酸痛	后溪	手太阳小肠经	微握拳，第五掌指关节后尺侧的远侧掌横纹头赤白肉际
	风池	足少阳胆经	后颈部，后头骨下，两条大筋外缘陷窝中
	肩外俞	手太阳小肠经	第一胸椎棘突下旁开三寸
肩背酸痛	大椎	督脉	后正中线上，第七颈椎棘突下凹陷处
	肩井	足少阳胆经	肩上，大椎与肩峰连线中点
	风池	足少阳胆经	胸锁乳突肌与斜方肌上端之间凹陷中

状况	腧穴	分属经络	简易取穴法
嗜睡	阳池	足少阳三焦经	腕背横纹中，指总伸肌腱尺侧缘凹陷处
	涌泉	足少阳肾经	足趾跖屈时，约当足底前1/3凹陷处
	神门	手少阴心经	腕横纹尺侧端，尺侧腕屈肌腱的挠侧凹陷处
心不静	膻中	任脉	前正中线上，平第四肋间隙
	合谷	手阳明大肠经	手背第一、二掌骨间，第二掌骨挠侧中点处

以上穴位的详细定位取穴方法，可查阅官方颁布的《中华人民共和国国家标准·经穴部位》GB 12346—90。

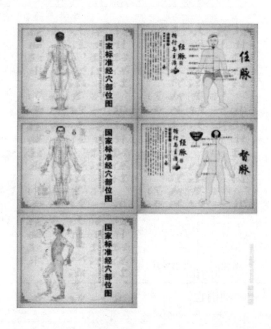

第六章｜高阶养神

中医有"药养不如食养，食养不如精养，精养不如神养"的说法。《黄帝内经》中的"精神内守，病安从来"就指出了养神的功效。养神，是养生的高级境界，甚至已升华至哲学的层面。《鬼谷子》曰："盛神中有五气，神为之长，心为之舍，德为之大；养神之所，归诸道。"

由于"神"这个字在各种场合运用太泛，常会令人联想到神鬼精怪、求仙问道之类的玄奥虚幻。其实，中医讲的"神"，源自《黄帝内经·素问·四气调神大论》，中医注重的精气神，讲求阴阳调谐、顺逆有序、刚柔相济、动静合机，其实就是倡导人与自然的和谐，不反其道而行。在中医理论中，狭义的"精"指的是"生殖之精"，而广义的"精"指的是人体一切有形的精华物质，包括血、津液、髓、水谷精微等。从来源上分，精包括禀受于父母的先天之精和源于饮食的后天之精。简单而言，精是指"地之在我者气也"的肉体物质基础，而神就是统领意识、主宰思维的心性。故而《老老恒言·燕居》中曰："心者，神之舍，目者，神之牖。"

历代关于养神的论述很多，但基本可归纳为一个字："静"。"静则神藏，躁则消亡"（《黄帝内经》）、"静为躁君"（《道德经》）、"人生而静，天之性也"（《淮南子·原道训》）、"夫精神气志者，静而日充者以壮，躁而日耗者以老"（《淮南子·精神训》）、"目视玄黄，耳务淫哇"（《养生论》）、"多思则神殆，多念则志散，多欲则志昏，多事则形劳"（《千金要方·道林养性》）、"寡言语以养气，寡思虑以养神"（吕纯阳）以及"养神十戒"（董其昌）。综观历代养生的法则，注重的不外乎"凝神敛思、抑目静耳、少欲寡言"这些"静"的功夫。

一、九级 坐而忘坐

《南华经·大宗师》云"堕肢体，黜聪明，离形去知，同于大通，此谓坐忘"。通俗而言，就是去除刻意摆出打坐的坐姿，而是非常放松、和谐，非常享受这个过程，坐下时自然而然地进入了打坐的状态，因为其他坐姿会令肢体疲累。到了这样的程度，身心已然进入了一个全新的境界。这样的境界不是神话，其实对中国茶道体得三昧者都有这样的体悟，围棋高手也必然入此境界才会有"坐隐""手谈"的格局。

对"坐忘"一词系统论述的著作，现存两个版本的《坐忘论》，作者一说为唐代司马承祯，一说为宋代道士赵志坚，此处且不详究。这两个版本的主要差异在于是否形神并重、性命双修。结合其他一些论述，如"坐忘养，舍形入真"（《玄珠录》）、"心斋坐忘，至极道矣"（《洞神经》）、"心斋坐忘，游空飞步"（《本际经》）、"夫妙药可以养和，坐忘而能照性"（《三论元旨》），我们可以这样来理解坐忘的本质，即"既忘其迹，又忘其所以迹"（郭象）。

打坐的修习过程经历了肢体、呼吸、经脉、心念等各方面的变化，一般都会先短时间艰难地坐，然后延长时间，再后就不知不觉地变为一种习惯，直至体验到坐忘的妙趣。但到了享受这个妙趣的阶段就要戒除沉溺其中的心态了。懂得如何进入养神境地的人，就必须既要懂得如何入境，更要明了如何出境，千万不能只入不出、灭照着空。所以，从打坐到坐忘，是不断精进的修习过程，而从坐忘到忘坐，就进入了修慧养神的证悟阶段。

于修中证，得证返修，形神并重，坐而忘坐。

二、十级 非坐非非坐

陈继儒说："闭门即是深山，读书随处净土。"功夫练到如此境界，就好比绝世高手的手中无剑，心中有剑。心念不起即为坐，所谓"坐而不坐，不坐而坐"。

袁了凡在《静坐要诀》中写道：

坐禅者，调和气息，收敛元气，只要心定心细心闲耳。今不得坐，须于动中习存，应中习止。立则如斋，手足端严，切勿摇动；行则徐徐举足，步动心应；言则安和简默，勿使躁妄。一切运用，皆务端详闲泰，勿使有疾言遽色。虽不坐，而时时细密，时时安定矣。如此收心，则定力易成。此坐前方便也。

把打坐中正身、吐气、养神的静定功夫推广到日常的行、住、坐、卧中，随时观照，得闲即修。处事不自乱，在局中而心静；对境无挂碍，放局外即无染。到此境界，则举手投足间具有威仪，伐谋决断时彰显睿智。

其实修习任何一门学问到至深处，体悟都是相通的，看陆游作诗的功夫，恰道出了打坐的至高境界：功夫在功外，非坐非非坐。

示子遹

宋陆游

我初学诗日，但欲工藻绘；
中年始少悟，渐若窥宏大。
怪奇亦间出，如石漱湍濑。
数仞李杜墙，常恨欠领会。
元白才倚门，温李真自郐。
正令笔扛鼎，亦未造三昧。
诗为六艺一，岂用资狡狯？
汝果欲学诗，工夫在诗外。

第七章 辅助修习

一、八段锦

八段锦导引养生术是众多中医导引术中的瑰宝，古人把这套动作比喻为"锦"，意为优美而贵重，寓有"祛病健身之妙术神方"之意。传统外家武术有一种功法名为"拔断筋"，意为此功法对撑筋拔骨有奇效，可能是八段锦的别称。八段锦有立式和坐式两种，立式又分为南派（文八段）和北派（武八段），坐式又称内八段。

八段锦的功法记录最早见于魏晋许逊的《灵剑子引导子午记》，正式名称见于宋洪迈的《夷坚书》："嘘吸按摩，行所谓八段锦者。"其后多有演化，如《修龄要旨》《遵生八笺》《类修要诀》等均录有八段锦、十二段锦、十六段锦等。近代通行的立式八段锦见于清代梁世昌编修的《易筋经图说·八段锦》。现代的八段锦规范可参阅人民体育出版社于 1957 年出版的《八段锦》，其中收录了卓大宏、马凤阁、唐豪所编的三套立式和马凤阁所编的一套坐式八段锦功法，且图文并茂，详尽易学。也可参阅国家体育总局健身气功管理中心组织创编的《健身气功·八段锦》《健身气功·坐式十二段锦》。

以下收录坐式和立式两种功法口诀，仅供揣摩，有志修习者，应请明师指点，动作不慎，恐自伤耳。

（一）坐式八段锦口诀

闭目冥心坐，握固静思神。叩齿三十六，两手抱昆仑。
左右敲玉枕，二十四度闻。微摆撼天柱，动舌搅水津。
鼓漱三十六，津液满口生。一口分三咽，以意送脐轮。
闭气搓手热，背后摩精门。尽此一口气，意想体氤氲。
左右辘轳转，两脚放舒伸。翻掌向上托，弯腰攀足频。
以候口水至，再漱再吞津。如此三度毕，口水九次吞。
咽下汨汨响，百脉自调匀。任督慢运毕，意想气氤氲。
名为八段锦，子后午前行。勤行无间断，去病又强身。

（二）立式八段锦口诀

双手托天理三焦，左右开弓似射雕。
调理脾胃臂单举，五劳七伤往后瞧。
摇头摆尾去心火，两手攀足固肾腰。
攒拳怒目增力气，背后七颠百病消。

二、站桩

《黄帝内经·上古天真论》曰："余闻上古有真人者……独立守神，肌肉若一。"这可能是关于站桩功法最早的论述。站桩，简单来说即身体站立不动，双腿如生根的木桩一般磐固，通过一定的静功功法达到强身健体、调理身心、疏经通络的效果。站桩也是中国武术体系中的一个重要组成部分，流派有扎马（南派拳术）、三体式（北派形意拳）、峨眉桩、武当桩等，还有躺桩、坐桩、站桩等变化形式。

传统静功观点认为人体应下焦实、上焦虚，上焦是指心与肺，下焦是指肝与肾（也有观点认为肝属中焦）。此处的"虚"，意指脐以上部分身形虚松、意念虚灵；此处的"实"，意指脐以下部分体姿磐实、元阳充实。练功时重心放在脐下，使整个身体舒展自在，稳如磐石，同时使意念守在中、下丹田，此即静功修炼所指的下实上虚。站桩养生的原理，就是要让下焦的肝肾之气充实，这样上焦的心肺之气就可以降下来。

站桩的桩字，就是要让下盘稳固，脚在地面有生根之感。要生根就不仅仅是动作外形那么简单，要求神、形、意、力俱到，阴、阳、刚、柔平衡。修习站桩，必须将动作形体做到位，其实越是看似简单的动作，越容易在细节上出现偏差。由于修习静功时，要求保持相当一段时间的固定姿势，所以略有偏差，往往会造成严重的关节、气脉损伤，修习者必须厘清其中的机理，细致揣摩，防范风险。

端正形体后，就要结合意的运用，所谓"以形取意，以意象形，意自形生，形随意转"，形意相合，气力贯通，才能起到预期的功效。在这方面，可以参阅太极宗师王宗岳《打手要言》中"行气如九曲珠，无微不至"的论述。九曲珠，是指踝、膝、胯、腰、脊、颈、肩、肘、腕九处。也有说法认为是指拳节、腕节、肘节、肩节、脊节、腰节、胯节、膝节、踝节；或是指肘、肩、膝、胯的八个关节与腰共成九个大的关节。把身体想象成一颗宝珠，珠中有蜿蜒曲折的孔道，沿孔道分布着九个节点，用意将内气像一条线将这九个节点串连起来，就是行气如九曲珠的含义。

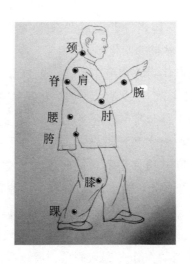

站桩的形体要求依各流派及各功法的目的如养生、技击等各有差异，本文探讨的是以养生为目的中医桩法。中医桩法一般采用高位桩的形式，即保持身形不下蹲，膝部似曲未曲。高位桩的要点如下。

（一）脚尖向前

两脚脚尖方向平行向前，腿型外包内撑。

要点：脚尖方向与髌骨正面的方向保持一致，否则容易损伤膝盖。

（二）脚踏实地

重心稳固，脚踏实地，双脚内侧与肩同宽。

要点：身体七成重量压在后脚掌及脚掌外侧，脚趾轻轻扣地。

（三）膝腘自然

膝部自然放松，不要紧绷。由于膝腘处的委中穴是足太阳膀胱经的大穴，所以不要让膝部在弯曲状态下长时间受力，否则阳经闭塞，气血运行不通畅，长此以往易造成血压升高。

要点：膝部似松非松，不要刻意曲膝，使膀胱经顺畅。

（四）松胯抱臀、尾闾中正

松胯，即放松髋关节和骶髂关节，大腿根部空虚，呈似坐非坐状态。抱臀，即骨盆略有向前翻转之意，会阴略提，但不是刻意的提肛动作。尾闾中正，即将尾闾视为钟锤，灵动无滞。

要点：在正立时，一手放于横膈膜处，另一手放于脐下，两手轻轻地向肚脐方向挤压，即可找到松胯抱臀的感觉，而尾闾则需意会，因为其实并没有外形的变化。

（五）意撑命门

命门在脊背两肾之间、与肚脐相对的位置，意为生命之门、先天之本，用意撑张命门，也就是太极术语"填腰"的意思。

要点：意贯命门，请人用手摸命门处，应以没有凹坑为佳，但不是刻意让命门处后突。

（六）含胸拔背

胸在人体的阴面，背在人体的阳面，含胸即可使气沉于下丹田，而拔背与含胸互为阴阳。含胸拔背可使督脉畅通，阳气升腾，培根固本，祛除外邪。

要点：含胸的感觉就是两肩有向前微微合拢的意念，但没有前合的实形，两肩胛辅夹之间、膻中穴正对的脊柱处、身柱穴与陶道穴之间，名为夹脊关。拔背的感觉就是夹脊关有鼓起之意而无鼓起之实形，拔背不是驼背。

（七）沉肩坠肘

沉肩，指肩部既不绷紧也不耸肩，肩井穴打开。坠肘，指肘部的尺骨鹰嘴尖端有下垂之意，曲池穴打开。如果站桩时间稍长就大汗滴淌且两手发凉，其原因就是肩肘没有放松，气血郁结不畅。

要点：肩部放松，自然下垂，向两侧前方微扣，云门穴虚，肘尖如挂玉坠，两臂与胸锁骨、喉头围成的形状呈马鞍面。

（八）虚领顶劲、气沉丹田、收颌降喉

顶劲，指头正直向上顶，虚领，就是顶起头的劲是用意不用力，颈部肌肉不僵硬。虚领顶劲与气沉丹田互为阴阳，即易经中"小往大来，天地交泰"之所指。要做到头部不丢不顶，丹田不卑不亢。

要点：下颌微收，降服喉头，感觉要把喉结"藏"起来，也就是太极功法的"猴头永不抛"，并保持面带微笑，用意念引导百会穴和长强穴在一条直线，做到"神宜内敛""气宜鼓荡"。

（九）用意不用力

不用力是指不用拙力，要真正理解每个姿势的原理和意图，动作不牵强僵硬，就可以做到"雀不飞""顶头悬"这样的轻灵圆活，最终达到意力贯通。

（十）不枉不过、不浮不滞

姿势准确到位，不枉不过；分清意力虚实，不浮不滞。

（十一）搭鹊桥、炼吐纳

舌抵上腭，腹式呼吸。熟练掌握动作要领的修习者，还可按自身状况或四季生息，在站桩的同时依吐纳功法炼气，吐气六字与四季对应可参照陶弘景的歌诀，即春嘘（明目、养肝），夏呵（益心），秋呬（润肺），冬吹（强肾），四季嘻（利三焦），四季呼（健脾）。

（十二）收功

站桩的收功较简单，不超过半小时的桩甚至都不一定需要收功。站桩结束的时候，放下舌桥，双手缓缓放至大腿两侧，然后手掌向上，平行托起，注意肘尖向下，至膻中穴的高度后手掌翻向下，再缓缓往下压，回至大腿两侧。此动作重复数次至腹式呼吸转为自然呼吸即可。

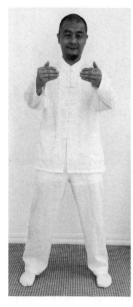

舌抵上腭。即搭鹊桥
虚领顶劲，头部不丢不顶，丹田不卑不亢
下颌微收，降服喉头
沉肩，打开肩井穴
含胸拔背，负阴抱阳（夹脊关）
中府云门处虚空

坠肘，打开曲池穴

意撑命门。"填腰"

气沉丹田
松胯抱臀，似坐非坐，会阴略提
尾闾中正

膝腘自然，似松非松，（委中穴）

脚尖与髋骨正面同向，脚掌内侧与肩同宽，七成重量压在后脚掌外侧。腿型外包内撑

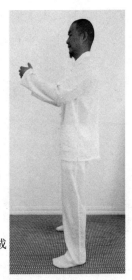

舌抵上腭。即搭鹊桥
虚领顶劲，头部不丢不顶，丹田不卑不亢
下颌微收，降服喉头
沉肩，打开肩井穴
含胸拔背，负阴抱阳（夹脊关）
中府云门处虚空

坠肘，打开曲池穴

意撑命门。"填腰"

气沉丹田
松胯抱臀，似坐非坐，会阴略提
尾闾中正

膝腘自然，似松非松，（委中穴）

脚尖与髋骨正面同向，脚掌内侧与肩同宽，七成
重量压在后脚掌外侧。腿型外包内撑

站桩要领——正、侧面示意图

三、自在六势

自在六势乃结合修习各家导引术所得体悟，择其精要且适合自身的六个动作，略做改良，并配合吐气六字反复揣摩而得。编创自在六势有两个初心：其一是动作简易，其二是适合现代人的身体状态和环境等条件。因其对己有效，故作分享，仅供众位导引术同修参考，望不吝指正。

自在六势有六个功法动作，配以吐气六字，分别对应肝木、心火、脾土、肺金、肾水、三焦木的五行相生次序，故名六势。结合起势、调息及收势，实则共九个步骤。《皇极经世书》曰："天开于子，地辟于丑，人生于寅"，故各步名称依地支顺序而列，又配以爻象彖辞为势名，聊以自娱耳。

自在六势口诀共九十字。

腿脊肩手头，眼净六位成。
吐纳习鹤鸣，丹田子和声。
拔茅指贯力，寻芳目精深。
呦呦鹿回头，项强护命门。
负阴而抱阳，交泰中行顺。
张弓有暗劲，驰弦不惊尘。
收颌俯视履，熊经兼鸟申。
托掌泥丸下，翻扬王庭登。
缘督以为经，鸿渐籍保生。

（一）起势——六位时成

坐于垫上，两膝弯曲，足心相对，双膝尽量贴近垫面，双腿围成的形状呈近似方形，盖好毯子或衣袍。调整身姿，将"腿平、脊直、肩张、手驰、头正、眼净"六条做到位。

诀：腿脊肩手头，眼净六位成。

（二）调息——鹤鸣子和

用腹式呼吸法调和呼吸。

诀：吐纳习鹤鸣，丹田子和声。

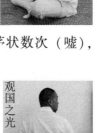

拔茅征吉

（三）初势——拔茅征吉

两臂握拳贴于腰间，单臂缓缓向前平伸至臂直（吸），双目精视于手，化拳为爪做拔茅状数次（嘘），双手交替各八遍。

诀：拔茅指贯力，寻芳目精深。

观国之光

（四）二势——观国之光

两手掌于身后交叠，左手掌背外劳宫穴（项强）贴于命门穴，上身不动，缓缓转头向后直至余光扫见正后方（吸），再缓缓将头回正（呵），左右交替各八遍。

诀：呦呦鹿回头，项强护命门。

（五）三势——天地交泰

一手过肩一手过腰，两手于背后相接（吸），以腰带动上身扭向过腰手的这边并双手暗劲相握（呼），双手交替各八遍。

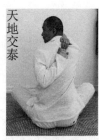

诀：负阴而抱阳，交泰中行顺。

（六）四势——射隼高墉

左手作握弓状，右手作拉弦状，注视左手前方作射隼状，双手于胸前以暗劲作开弓状（吸），再缓缓收回两臂（呬），左右手各八遍。

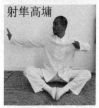

诀：张弓有暗劲，驰弦不惊尘。

（七）五势——视履考祥

双腿平伸与肩同宽，双手并拢向前伸直，目视足尖，上身以尾骨为轴心尽量前倾（吸），手触握足尖后稍做停顿，再缓缓平身（吹）。

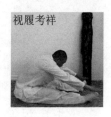

诀：收颔俯视履，熊经兼鸟申。

（八）六势——扬于王庭

双腿曲回，双目平视，两手掌心向上，中指相对，由下丹田缓缓向上托举至上丹田，保持两手中指相对，掌心向外翻旋后继续上举至肘直（吸），以上臂夹耳三次后缓缓放下手掌（嘻）。

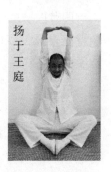

诀：托掌泥丸下，翻扬王庭登。

（九）收势——鸿渐于陆

放下舌桥，恢复至自然呼吸，双腿曲起做跨鹤坐，两手互搓至发热，以手自尾闾起逐渐往上依次揉按命门、夹脊、大椎、玉枕、百会等穴位。

诀：缘督以为经，鸿渐籍保生。

四、吉祥卧

"卧须右胁，名吉祥卧"。正确的姿势是：右腿略弯曲，左腿置于右腿上；右手张开，把右手大拇指放在耳垂后面的凹陷中，食指和中指贴着太阳穴，无名指、小指自然分开附于头侧，不要盖住耳朵；右肘弯曲贴近胸肋；左手放在左大腿外侧；舌顶上腭。这样生理的气血会整个从背后往上延伸。

吉祥卧姿简单易学，但要注意以下四个容易忽视的细节：一者，重心稍往右倾斜，上身重心不要压在肩膀上，腿部不要压着髋骨节；二者，腿略曲，以两膝盖压着不疼为宜；三者，左手放松自然，不要僵直；四者，右手拇指要抵住翳风穴，该穴位属手少阳三焦经，有疏风通络的功效。

五、吉祥三宝

1. 卧姿端正，庄严威仪，身正则心正；
2. 卧时不压迫主要脏器，睡境安详，噩梦不起；
3. 气血通畅，不乱不滞，即于休眠时也有静功修习的功效。

第八章 | 实修体悟

实修静功将近三十年，自然会经历各个阶段，甚至会有误入歧途的蹉跎，但通过不断地学习、纠偏、求证、总结，积累了很多心得，简而言之，我的实修体悟可用四字以蔽之，即三到二省。

一、自在二省者，朝省初心、夕省己过

本文讲打坐，修习的初心是为了保生，也就是保养身心，让自己的身体更康健柔顺，让自己的心绪更平和喜乐。每次打坐前重温一下修习的初心、调身的步骤、调息的要点、养神的境地，反思一下前次打坐的感受、不足、缺憾，向内反馈每次打坐后的体悟，并总结实修过程中的得与失。不论在哪一个阶段和层级，都有可以改进提升的空间，依据自己的体悟和身心改善，及时调整，持续精进，这样的修习才会有功效，而不会为坐而坐。这样的二省，打坐时心神就不会散乱昏沉，也就会更好地接近保生的初心。

朝省初心就好比是"知其然"，而夕省己过则相当于"知其所以然"。现在很多人担心练功修习会走火入魔，其实南师怀瑾早就论述过，既

朝省初心夕省己过

没火也没魔，只是因没有搞清这些传统的知识和理论，自己没有形成正见，再被碎片化的信息所误导，下意识里就会产生幻境，就是所谓的心魔。而真正的修习者，包括历代大儒，他们的要旨重在养心，也就是说他们从来也没忘记自己的初心，学的是正理，修的是正道，存的是正见，所以不会去追求奇能异象，更不会走火入魔。

保生的两个重点就是身和心，打坐千万不要为坐而坐。究竟通过打坐收获了什么？哪里有提升？是不是身和心、形和神都兼顾到了？这是很重要的问题。如果寄希望于打坐能解决灵与肉的所有问题，那就太天真了。所以，记住了这个初心，打坐的时候就不会去追求奇能异象，故弄玄虚；不会一知半解地谈佛论道，流于野狐禅；也不会沉溺于枯坐，形疲神滞。这里说的朝夕，并不是特指早晚时辰，也不是指打坐的起、止两个时段，而是心念甫动之时的同源两支、一体两端，也就是说，一旦起了念头，两个问题，两个答案，也就是二省，就同时在转动、在思考、在回答。

二、自在三到者，心到、息到、身到

朱熹在《训学斋规·读书写文字》中倡导读书须三到，"心到""眼到""口到"。盛大士《溪山卧游录》谓："画有三到：理也，气也，趣也。"受此启发，我们总结了打坐的三到原则，即心到、息到、身到。这三者中，心到最重要且最难，因为身到、息到都有可量化、可检验的标准，而心到却只可意会，如人饮水冷暖自知。但至难之处也最能收到功效，一旦达到质变，则整个人的内体外态、心智气度乃至性命观念都会上升到一个全新的境界。

心到
息到
身到

身到只是初步的形似，虽是初步但很重要，形偏则无法入门。息到可谓神似，虽难但仍可力求。就如同苏屯圃先生所作的比喻："击石乃有火，不击乃无烟；人学始知道，不学非自然。"就是说人人都知道以石相击可以打出火花，但不去用力多次击打，是不可能有火花的。击打的方式和熟练程度，则必须靠自己练习和总结，否则看似容易，终究是纸上谈兵。修习打坐乃至任何功夫学问亦如此，不通过实修体悟，只热衷一些理论、术语，空谈精气神、儒释道，甚至迷信神通、妄想顿悟，其结果只能是始终在门外徘徊。要知道，即便这世上有神通，也只是实证的工具，而并非目标；至于顿悟，绝大部分是懒人思维，断不可自误。若要获得实证，必要既肯用工夫，又要用对工夫。

三到中最难即为心到，除精进、实修，还需有正见、信心方得证悟。学问功夫，首要的是自证，因为我们做学问、练功夫的初心是找到自我，而不是得到别人所给的背书。拿打坐、站桩这些传统静功来说，本来就是为了自身得到强身健体、养生保生、修炼心智、性命双修等的实在受用，有很多修为很高的人，跻身于芸芸众生，并没有什么头衔、名声，因为他们知道什么是自己真正需要的。所以名师与明师，一字之差差之千里。就像一位企业家所言："人生在世，应当有能力享受，也有能力放弃那些自己喜爱的事物。"

三、自在打坐，志、知、制、智、执、致、止

修习首须明理，身到未必心到。此修习过程，可用七个字表述：志、知、制、智、执、致、止。

此七字是我修习过程的总结，每字即是一段心路历程。由于第一字是志，古人云诗以咏志，又自叹词穷，因思"浮世除

诗尽强名"，故而每字一诗，强为之言耳。

（一）志（起心立志）

茫茫身世缘何始，日日无休欠静思；

遥夜忽醒寻自性，起心立志不嫌迟。

（二）知（初调求知）

依经解义勤为径，阅教知踪辨混清；

林密途遥择正道，调身养气度迷津。

（三）制（制心克己）

始入山门处处莺，渐调渐摄制浮心；

从来成就缘节律，克己方得日月新。

（四）智（省察得智）

明堂久坐防枯槁，幽镜观空亦落巢；

朝暮省察明大智，岸头回首叩玄桥。

（五）执（执以为常）

省悟芳华宜速追，坚执子手忘松回；

既知习性犹残处，莫教刘郎二度归。[①]

（六）致（致真无碍）

纵步离迷心不妄，由觉故可致拙真；

存思黄土结丹满，无碍蓝田玉璧生。

（七）止（止于定外）

两壁孤桐半盏茶，知音何用鼓唇牙；

捭阖起止随心转，事事天机处处家。

①作者注：见陶渊明的《搜神后记》中刘阮遇仙的故事。

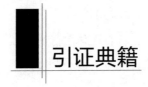

引证典籍

图书类

[1] 黄帝内经·素问 [M]. 太原：山西科学技术出版社，2011.

[2] 黄帝内经·灵枢 [M]. 北京：人民卫生出版社，2015.

[3] 扁鹊·黄帝八十一难经 [M]. 北京：学苑出版社，2007.

[4] 魏伯阳. 周易参同契解读 [M]. 北京：光明日报出版社，2006.

[5] 刘安. 淮南子 [M]. 北京：中华书局，2011.

[6] 张仲景. 桂林古本 [M]. 南宁：广西人民出版社，1960.

[7] 嵇康. 养生论 [M]. 郑州：河南美术出版社，1994.

[8] 葛洪. 抱朴子 [M]. 北京：中华书局，1980.

[9] 陶弘景. 养性延命录 [M]. 上海：上海古籍出版社，1990.

[10] 巢元方. 诸病源候论 [M]. 北京：人民卫生出版社，1980.

[11] 孙思邈. 备急千金要方 [M]. 北京：学苑出版社，2016.

[12] 钱异芬·我命在我不在天：跟孙思邈学养生 [M]. 南京：江苏文艺出版社，2010.

[13] 张君房. 云笈七签 [M]. 北京：中华书局，2003.

[14] 苏颂. 图经本草 [M]. 福州：福建科学技术出版社，1988.

[15] 沈括. 苏沈良方·养生说 [M]. 北京：人民卫生出版社，1956.

[16] 陈直. 养老奉亲书 [M]. 天津：天津科学技术出版社，2012.

[17] 忽思慧. 饮膳正要 [M]. 上海：上海古籍出版社，1990.

[18] 冷谦. 修龄要旨 [M]. 北京：中华书局，2011.

[19] 高濂．遵生八笺［M］．成都：巴蜀书社，1992.

[20] 胡文焕．寿养丛书［M］．北京：中医古籍出版社，1986.

[21] 张介宾．景岳全书［M］．太原：山西科学技术出版社，2006.

[22] 袁了凡．静坐要诀［M］．上海：上海古籍出版社，2013.

[23] 李时珍．奇经八脉考［M］．广州：广东科技出版社，1988.

[24] 颜德馨，夏翔．中国养生大全［M］．上海：上海科学技术出版社，2001.

[25] 曹庭栋．老老恒言［M］．北京：中华书局，2011.

[26] 尤乘．寿世青编［M］．北京：中国医药科技出版社，2017.

[27] 翁藻．医钞类编［M］．北京：中国中医药出版社，2015.

[28] 蒋维乔．因是子静坐养生法［M］．北京：中国长安出版社，2009.

[29] 南怀瑾．静坐修道与长生不老［M］．上海：复旦大学出版社，2004.

[30] 黄宝生．奥义书［M］．北京：商务印书馆，2012.

[31] 黄宝生．薄伽梵歌［M］．北京：商务印书馆，2010.

[32] 萤沙吉难陀．瑜伽经［M］．陈景圆，译．合肥：黄山社，2007.

古籍类

[1]《黄庭经》影印本．

[2]《导引图》影印本．

[3] 刘勰．《文心雕龙·养气》影印本．

[4] 智顗．《童蒙止观》影印本．

[5] 李道纯．《中和集》影印本．

[6] 高攀龙．《静坐说》影印本．

[7] 太医院．《湿气论》影印本．

[8] 苏芬居士．《静坐须知》抄本．

[9] 陈师诚．《养生导引术》影印本．

[10] 冈田虎次郎．《冈田式静坐法》影印本．

[11] 藤田灵斋．《心身强健之秘诀》影印本．

[12] 司马承祯．《道藏》影印本．

[13] 陈抟.《二十四节气坐功图》影印本.

[14] 程颢.《定性书》影印本.

[15] 程颢.《主敬》影印本.

跋

　　余于髫龄尝受外祖父熏陶，初习汉医，略识经穴，亦时以所学小技疗己微恙，故甚少延医。束发之年始好古学，遍读经史，勤钞典谟。二八之龄入大学求知，暗合大戴"束发而就大学，学大艺焉"之言，方知古人不予欺也。舞象期毕，加理学士之冠，同砚互贺，戏称弱冠。而复有巧遇，得会因缘而修静功，至今不辍几近三十载矣。修习之途漫漫，心智之境寂寂，每自惕惕，惟恐靡靡。然山愈高则云愈深，学愈进则惑愈广，揣摩玉液金丹，纠结先性后命，纷扰不燕，进退无常。某夜捧读普明《十牛图》，如露洒心，豁然洞明，溯往自扰，执念葛藤。此生有涯，犹如未牧；即发初心，择法保身。心贼难破，初调易堕；精进不怠，戒急用忍。顽性受制，正途非远；持身调形，忘疲无闷。修习经年，渐起分别；回首观照，求宜存真。脱妄觉迷，收放自然；旧念驯伏，新岸明灯。身形渐驰，心境顿开；大道无碍，大音希声。莫辨性先，休分命后；随心所动，任运自成。九十行半，证后起修；无问西东，相忘林深。噫！叹学海无涯，仰天门无有，虽勤习无斁，信心不二，盖因天资愚钝，终囿于洪宇，耽于荒宙，惜镜中独照，月下双泯，远未澄彻矣！

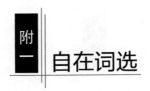

附一 自在词选

御街行·打坐

庭前簌簌繁花落，月影淡，奔星过。牖阖帘卷陋宅安，薄毯宽袍轻裹。七支锦垫，吹嘘如练，营卫原胞络。

八千里路等闲坐，玉液聚，持乌火。关开窍展自丹还，内外消息决破。筑基炼己，河车传动，独步拪金果。

玉漏迟·自在六势

正身趺锦垫，凝神抑耳，六龙御乘。鹤鸣于皋，气海石门应震。嘘散三叠柳絮，目如炬，拔茅牵韧。摩命门，兔乌对顾，回眸呵芬。

大来小往嗟呼。暗力运心弓，不惊呬尘。视履考祥，吹鼓熊经鸟申。嘻笑一腔柔意，掌擎杵，王庭朝圣。长自审，形神俱修合证。

太常引·学皇极经世

经元会运世周行，算万亿兆京，推动静阴阳，寅中会，开明肇灵。

性情形体，走飞草木，化月日辰星，演策数吉贞，穷理性，神合太清。

渔歌子·学邵子易数

白芷红棠岁岁香，青灯黄卷夜未央。
观动静，演圆方，逆来顺往易道长。

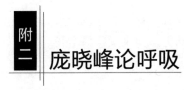

附二 庞晓峰论呼吸

关于呼吸的一点浅表认识

呼吸作用是生物体内最基础的能量代谢活动之一。绿色植物通过光合作用将光能固定到人们日常所吃的食物中，而人体则通过呼吸作用将食物中的能量转化为机体可以直接利用的能量分子 ATP。呼吸作用是由位于线粒体内膜上的四种呼吸链蛋白复合物分步完成的，这些复合物可以进一步聚合形成呼吸体，而在呼吸体中这些复合物相互协同发挥作用。

一、呼吸肌

人体的呼吸肌是呼吸运动的动力泵，它驱动着肺的气体交换，是人体唯一终生依赖的骨骼肌。主要的呼吸肌包括膈肌、肋间肌 、腹部肌群、骨盆底肌群等，可以按功能分为吸气肌（膈肌、肋间外肌）和呼气肌（腹壁肌、肋间内肌）。其他还有斜角肌、斜方肌、胸锁乳突肌、胸大肌、胸横肌、背阔肌、前锯肌、竖脊肌、腰方肌等参与呼吸运动，起辅助呼吸的作用。

（一）膈肌

膈肌既是最重要的呼吸肌，也是重要的躯干稳定肌

在早期的姿势发育中，膈肌的主要功能是呼吸。随着中枢神经系统的发育成熟，身体动作从爬行、翻滚过渡到直立行走，此时的膈肌发展出维持呼吸和稳定身体姿态的双重功能。

膈肌是一条不对称的圆拱形肌肉。右高左低，有裂孔供食管、动脉等组织通过。右侧膈肌周围的韧带更强劲，为了保护其下的肝脏而呈拱形凸起，而左侧的膈肌为了给位于其上的心脏提供足够的运动空间，相比右侧较低。右侧迷走神经较长，所以相比左侧功能更好。

这些结构上的特点，导致膈肌活动趋向于不协调和不对称，容易变弱。

连接颈椎—胸椎—腹腔—骨盆—下肢的筋膜链，起始于头颅底，沿着颈部的椎前筋膜向下包绕心包膜、中心韧带以及纵隔筋膜，然后连接膈肌，顺着膈肌脚与腰大肌筋膜延续向下走行，连接腰椎和盆底筋膜，最后分成两条筋膜链到达下肢的筋膜，被 Thomas 称作前深线。膈肌是前深线筋膜链的一个重要站点，前深线的结缔组织（包含着腱膜、筋膜与韧带）组成的蜘蛛网状悬吊系统，将膈肌固定在胸腔与腹腔之间。膈肌的上方是由前纵膈韧带所悬吊，而下方则是由膈肌脚所支撑。

膈肌悬吊系统的活动度是有限制的，可以随着躯干与胸腔的活动做适当的调整。在呼吸时还能固定肋骨。而腹腔器官与膈肌韧带可以及时阻止膈肌的运动，因此，如果腹肌的张力足够强，在膈肌收缩时，可以往上拉下方的肋骨，产生胸腔扩张的现象。

正常情况下，吸气时，肋骨上升，膈肌收缩下降，圆拱形消失变得平坦；吐气时，肋骨下降，膈肌放松上升，变回圆拱

形。在站姿休息时，对合区（Zone of Apposition，ZOA）占内侧胸廓30%，横膈脚在吸气的时候会从这个区域离开胸廓，ZOA肌肉缩短是造成横膈膜在胸廓垂直轴向位移的主要原因，如果ZOA受限，会造成横膈在胸廓上的呼吸动作减少。

在良好的呼吸模式中，处于躯干中的膈肌与骨盆底肌应该是水平的，膈肌、骨盆底和腹横肌调控出最佳的腹内压，让腰椎和骨盆处于稳定的状态。稳定状态下的躯干能承受高达1200磅的压力（深蹲的世界纪录是1260磅，这是在动态时躯干承受的压力，静态支撑时会更大）。

如果呼吸时膈肌发生异常活动，则会使胸腔和骨盆底处在异常位置。例如，吸气或憋气时，膈肌无法充分下降，造成腹内压不足，腰椎过于前曲，是形成腰痛的潜在因素。

循证医学证明，腰痛患者呼吸时膈肌的活动范围明显减小。研究结果显示膈肌的功能异常会影响胸腔和骨盆的位置，增加腰痛发生的概率。

（二）辅助呼吸肌

斜角肌、背阔肌、前锯肌、竖脊肌等辅助呼吸肌都附着于胸廓，它们的收缩放松都影响呼吸动作。

1. 固定腰椎，上述肌肉同时收缩，脊柱伸直，同时抬起且打开胸腔。

2. 固定肋骨，肌肉收缩把肋骨的后侧部分往下拉，因为肋骨的前侧与后侧部分几乎成90°，当肋骨后侧往下拉时会造成肋骨的前侧因旋转而逐一上提。肌肉收缩将肋骨逐一上提，肺脏开始吸气运动。

背阔肌、前锯肌、竖脊肌、腰方肌等的影响范围相当广。竖脊肌的上部与半棘肌稳定头颈部，提供斜角肌作用时的有效支撑力；附着于肩胛骨的附属呼吸肌群可以稳定胸椎。这些稳定肌群的共同作用提高了颈胸部呼吸肌群的工作效率。因此膈肌、竖脊肌与斜角肌参与吸气过程。其中，膈肌起主要作用，竖脊肌与斜角肌起稳定作用，它们互相配合，使吸气的动作更经济和高效。

斜角肌附着于椎体的最外侧，几乎与脊椎平行，是一条附属的呼吸肌，当头颈部固定时，两侧斜角肌的收缩可以把第一、二肋骨往上抬，而不会造成椎体的旋转或侧弯的动作出现。研究显示，斜角肌是平静吸气时的一条重要肌肉，斜角肌提起上位肋骨，扩张胸腔，使吸气动作更有效率。如果没有适当的腰椎稳定度，膈肌会把腰椎拉向前，同样，如果没有适当的颈椎稳定度，斜角肌会把颈椎拉向前。因此，无论是固定膈肌，还是确保膈肌正确运动，都需要脊椎的稳定性做保障。

不论何种原因导致肋骨翘起，都将不利于膈肌收缩下降，使得呼吸器官处于吸气状态，当开始吸气时，却没办法吸进更多空气，膈肌也无法彻底回到吐气的位置。此时，膈肌只能完成稳定脊椎的作用，负责把脊柱伸直。

普通人一天要呼吸约 2 万次。当你重复错误的呼吸模式，不断地让脊椎伸直，造成腰椎过度伸直及骨盆前倾，腰部肌肉及髋屈肌就会变得紧绷。同时，肋骨翘起来的姿势，不利于膈肌吸气。身体代偿的方法就是找更多吸气肌肉协助吸气，包括斜角肌、胸锁乳突肌、斜方肌，这些肌肉都一直处于紧张状态。拉伸也无法解决这种肌肉紧张，毕竟你的拉伸次数和呼吸相比低得太多。

二、呼吸运动模式

呼吸是新生儿第一个学会的"运动"，是产生生命与所有动作的基础。呼吸能够进行气体交换、增强细胞功能，使脑、组织和器官正常运作；能够在正常说话的过程中参与非语言表达；能够协助体内流体运动；能够提高脊柱灵活性；能够增强消化功能。

呼吸模式是一切运动模式的起点。Karel Lewit 指出："如果呼吸没有正常化，那么其他运动模式也不会正常。"即使是一个很小的错误，通过每天 2.1 万次错误模式的重复，也都会被无限放大。

常见的呼吸模式可简单分为胸式呼吸和腹式呼吸两种。单独或过度强调其中一种模式都会造成呼吸的问题。

其他呼吸模式还有单侧肋间呼吸、后背式呼吸等，适用于不同身体状态或疾病导致的身体限制，或适用于不同的练习体位。

（一）胸式呼吸模式

胸式呼吸模式有助于协助核心向内收缩，吸气时强调胸廓向两侧横向打开，腹部不要鼓起。

呼吸分吸气和吐气以及短暂的停顿。吸气过程中，呼吸中枢的指令使得膈肌与斜角肌收缩，膈肌前方连接到肋骨边缘与中心韧带，后部则是连接中心韧带与腰椎椎体。膈肌收缩时会把中心韧带往下拉，因而增加胸廓的直径，改变胸腔体积，使得胸腔与肺脏内压力减少，空气自动流进肺脏，直到内外压力平衡时。

短暂停顿后，开始吐气环节。在重力作用下，吸气肌群被动拉长，导致胸腔的直径减小，对肺脏的拉力下降，胸廓的弹性缩回，促进气体从肺部呼出体外。

顺利吐气需要吸气肌群彻底放松，且避免引起大脑皮质的作用。因此，吐气被认为是被动完成的。胸腔扩张和缩小的程度和吸气肌群放松的程度决定呼吸是否顺畅。

只训练胸式呼吸，会导致主要呼吸肌（膈肌）没有充分使用，辅助呼吸肌群（上斜方肌、斜角肌、肩胛提肌等）代偿发力过多，这是很多人肩颈疼痛的原因。

（二）腹式呼吸模式

腹式呼吸模式有助于放松，思想集中，也可帮助强化膈肌，加强在呼气时的核心控制。吸气时，胸廓保持稳定，感觉腹部缓缓向上升起，呼气时，把腹部吸向脊柱方向，挤出空气，此时形成腹横肌、盆底肌和多裂肌的协同收缩。

每一次呼吸，膈肌的活塞运动都会将腹腔脏器下压向盆腔，从而增加腹腔脏器之间的活动度，促进腹腔的血液循环。

由于腹横肌维持腹部的稳定性，膈肌的特殊结构以及前后附着点的不同、髂骨的外形与方向、腰椎的前凸弧度等因素的共同作用，导致膈肌收缩所产生的压力只能向前、向下作用到肚脐下方到耻骨高度，而不会直接向下作用到盆腔。这种特殊的结构和功能，使得盆腔里的器官不会直接承受来自膈肌的压力。此外，闭孔内膜对盆底压力的调节，也可以减少盆腔内脏器所受压力。

反之，如果上述肌肉张力不足、腰椎前凸弧度丧失或骨盆过度后旋，压力会对盆腔器官造成伤害。

只训练腹式呼吸会因缺乏上胸的扩张造成肋骨以及胸椎的活动度出问题，引发腰部和颈部疼痛。

综上所述：

1. 任何能引导呼吸进入盆底的呼吸运动，都可以激活盆底肌的本体感受器。

2. 胸式呼吸可以刺激交感神经，提高机体的张力与能量；腹式呼吸可以刺激副交感神经，使机体休息与放松。

3. 良好的呼吸模式应该是胸式和腹式共同参与的，而不是仅仅推崇某一种呼吸模式。

三、呼吸运动

呼吸是气体吸入和呼出肺部的机械性过程，根据呼吸时的强度，可以分为安静呼吸和用力呼吸。安静呼吸发生在相对静止的活动中；用力呼吸发生在用力的活动中，多见于运动和某些呼吸疾病，需要快速且大量的交换气体。

呼吸包含两个重要的过程：呼吸过程（呼气和吸气）和气体交换过程。

（一）呼吸过程

吸气是让空气通过鼻子→鼻咽→口咽→咽喉→喉→气管→支气管→细支气管进入人体肺部的过程，呼气是让气体呼出肺部的过程。

人体可以使用鼻呼吸和口呼吸两种呼吸方式。鼻子呼吸缓慢而有节奏，常在睡眠、休息以及安静的活动时使用。如果人体需要大量的氧气时，就需要采用口呼吸策略。与鼻呼吸相比，口呼吸阻力更少，并有更多肋间肌及颈部肌肉参与呼吸运动。

呼吸遵循波尔定律：气体的体积和压力成反比。

吸气时通过大脑的主动刺激，膈肌与肋间外肌收缩，膈肌下沉，将中央腱向下拉，腹部脏器对抗下降的膈肌，这种阻力固定住中间腱，导致肋骨横向移动。同时，胸骨向上方移动，以上两者导致了胸腔的扩张。然后肺内的压力下降，利用气压的差异，外界的空气得以进入体内，类似于注射器将气体或者液体吸入空腔。

深呼吸或是用力吸气时，将会使用到更多的肌群辅助，包括胸锁乳突肌、斜方肌以及斜角肌。因此，在一些肩颈部长期慢性疼痛的患者中，通常存在呼吸模式问题。通过调整呼吸模式、治疗辅助呼吸肌的扳机点，症状可以部分缓解。

呼气时的主要肌群为肋间内肌、腹肌、胸横肌等，呼气动作也是由于肺内压与体外气压的差异而产生，当膈肌和肋间外肌放松时，肋间内肌收缩使肋骨位置下移，同时腹肌收缩带动肋骨往下移动，膈肌向上，胸腔的体积缩小，造成气压差异使得体内的空气呼出。

安静呼气是一个被动过程，不需要肌肉收缩，依靠肺部、胸腔和被牵拉肌肉的回弹，类似于气球放气的过程。

正常的呼吸运动中胸廓可以向三个方向（上下、前后、侧向）进行扩张和回缩，从而充分增大或缩小胸腔容积，增加肺内压与外界空气的压差。通过观察呼吸时三个方向的运动、肋骨角等，判断受限制的部位，处理扳机点、牵拉，改善呼吸的活动度。

用力呼气（咳嗽、打喷嚏、吹蜡烛等），需要用到呼气的肌肉，例如腹肌的收缩。

医学研究发现，现代人呼吸普遍很浅，大多数人以胸式呼吸为主。究其原因是因为现代人久坐不动造成圆肩驼背的身体姿态，导致颈部、肩部出现肌肉的不平衡，胸廓出口减小压迫膈神经，膈神经损伤导致膈肌的半侧瘫痪或双侧损伤，腹式呼吸减弱，渐渐演化成胸式呼吸为主。

（二）气体交换过程

气体通过鼻腔或口腔→气管→支气管→细支气管→肺泡，与肺泡内的气体进行交换。

肺的功能可能会受到全身筋膜的影响。从颅底到膈肌顶部有筋膜直接相连，因此，在这条通路上出现的压力将影响整个区域，比如，颈椎或膈肌位置的改变可能改变呼吸模式。同样的，膈肌、颈椎以及胸膜之间也有筋膜连接。胸膜可能会受到上述区域的影响。

胸式呼吸只使用到肺的 1/3，另外 2/3 的肺内气体没有产生气体交换，不具备呼吸功能。另外，因为现代都市空气污染严重，身体摄取不到充分氧气，进而影响到血液输送养分和细胞活性，导致很多健康问题的出现。

四、呼吸运动的控制

呼吸系统的正常运行，依赖于一系列复杂的神经与化学反馈机制的调控。

（一）神经系统对呼吸的控制

1. 神经系统与呼吸

位于脑干的呼吸中枢，控制呼吸的节律。呼吸中枢的神经元将信号经由脊髓路径传至吸气肌群，引起吸气肌群收缩，从而使得胸腔扩张，开始吸气的过程。

脑干的神经中枢与肺脏的感受器之间的信息传递，经由节律性神经冲动可以引发自主性不随意的呼吸运动。当呼吸中枢停止放电时，吸气过程结束，呼吸肌彻底放松，导致肺与胸廓的弹性回缩，引起吐气过程。

当人体有意识地去控制呼吸节律时，大脑皮质会通过传出神经传输神经信号到呼吸肌的效应器上，从而控制呼吸运动。大脑的工作是控制呼吸来保持氧气和二氧化碳的浓度平衡。呼吸控制中心位于脑干，通过三个主要的核心组控制：

背部呼吸组——位于髓质的背内侧区域，这个区域产生吸气活动并负责呼吸节律。

脑桥呼吸组——位于脑桥的上部，该区域控制呼吸的充盈阶段。

腹侧呼吸组——位于髓质的腹外侧区域，这个区域引起吸气和呼气。但是这个区域在安静的呼吸时是不活动的。

尽管不在大脑区域，但 Hering-Breuer 反射却是重要的神经学现象，它发生于支气管和细支气管神经，这种反射通过迷走神经发送信号给背部呼吸中心防止肺过度充气。

以上的大部分情况都是安静呼吸时出现，通过脊髓神经元使用皮质抑制系统的呼吸肌来改变呼吸模式。这个策略常常会用于日常活动，如说话和唱歌。还有证据表明皮层与丘脑驱动一些正常的呼吸功能。

但是，在某些情况下，例如二氧化碳的浓度增高时，人体将不受神经控制而不得不呼吸。因此，在一些高强度的活动中，有意识地控制呼吸节律，不仅会干扰到呼吸自发性的调节，甚至会影响运动能力的展示。

2. 交感神经系统与呼吸

交感神经系统的参与是呼吸十分重要的一部分。交感神经系统处理应激反应，它的神经元与头部、颈部、心脏、喉、器官、支气管以及肺部相连。因此，当交感神经系统主导时，许多区域都会受到影响。

副交感神经系统则处理内脏功能，即休息、消化，它们支配肺部、颅骨和骨盆等部位。

3. 其他

非肾上腺素非胆碱能系统（NANC）含有抑制性和刺激性纤维，该部分的主要神经递质是一氧化氮。当 NANC 中的抑制性神经元活跃时，通过钙离子可以使平滑肌松弛、支气管扩张；与此相反的效应则通过 NANC 刺激 C 纤维发生。

（二）呼吸的化学控制

呼吸的速率与血液中氧及二氧化碳的浓度有直接的关系。呼吸神经中枢和外周呼吸器官内的化学感受器会记录血液中二氧化碳的浓度，当二氧化碳的浓度增加时，会激活呼吸肌内的呼吸感受器和效应器。

呼吸的化学调节机制，贯穿于吸气、吐气及中间停顿的各个环节。一般在吐气后，微动脉里面仍含有氧，吐气后的停顿使得二氧化碳的浓度慢慢地在微动脉里增加，当二氧化碳的浓度达到一定程度时，就会开始吸气过程。

如果在吐气后马上做一个吸气的动作，则是启动了了大脑皮质所引发的吸气过程（神经调节）。

五、呼吸与身体姿态

人体核心区是由膈肌，盆底肌，腹横肌，脊柱周围深层肌肉所构建的一个封闭的区域，正是因为有了这样一个稳定的系统，人体才能在稳定的前提下进行功能性的活动，包括日常生活活动能力（ADL），运动，竞技……

（一）呼吸与核心肌群

核心训练不仅是肌力与肌耐力的增加，更重要的是要建立完善的动作控制及稳定机能。先学会正确使力的方法，再循序渐进地增强肌肉力量，从而获得良好的动作表现，并减少代偿动作、避免组织伤害。

姿势反映身体所有系统共同的运作情况。人体由许多系统共同调控配合，最后反射性地形成一定的身体姿势。无论何时何地，在重力作用下维持身体姿态，同时保持正常呼吸，是生命维系的基本保证。同时维持呼吸和体态，需要正确启动膈肌和腹横肌，通过腹壁肌肉协同作用，增加腹内压，完成对腰椎的支撑和稳定。

核心稳定肌群具有维持身体姿态和促进呼吸的作用，因此，呼吸模式必然影响身体形态。反之，身体形态也会影响到呼吸。肌肉活动度受限、血液的化学成分及交感神经系统等都能通过影响膈肌的运动，进而影响呼吸机制。

由于呼吸系统和肌肉骨骼系统都由体内复杂的神经与化学作用支配和控制，所以许多肌肉同时具备呼吸运动和维持身体姿势的作用。因此，呼吸与身体姿势之间互相影响也就是必然了。例如，上胸腔的胸小肌、斜角肌与胸锁乳突肌，不仅仅在吸气时扩张胸腔，吐气动作时放松让胸腔下降，同时也要维持身体姿态的稳定。个人习惯性的身体姿态、姿势会造成这些肌肉过度收缩，影响吐气过程。这样一来，为了完成正常的吐气功能，就需要额外的肌肉代偿作用来让胸腔下降。由于肌肉代偿，接下来的吸气动作也会需要额外的吸气肌肉作用来完成，由此形成一个恶性循环，造成身体大部分的肌肉张力增加。

维持身体姿态的肌肉多由慢肌纤维构成，拥有很好的肌耐力。快肌纤维构成的肌肉则能快速收缩，但持续时间短。吸气肌群多由慢肌纤维构成，吐气肌则更多是快肌纤维构成。因此，要解决因为身体姿态引起斜角肌等过度收缩，从而影响呼吸运动的问题时，首先应该放松紧张的斜角肌等吸气肌肉，然后再强化腹肌的吐气肌群。如果先强化薄弱的腹肌，而不放松吸气肌群，最后只会造成所有的肌肉张力都增加。此外，除了针对肌肉本身做处理，还需检查和处理嘴、颞颌关节及颈椎关节的活动度受限等问题。

当膈肌活动受限时，人体通过其他肌肉的代偿机制来完成呼吸运动。长期代偿，必然影响到膈肌与斜角肌的运动模式，进而造成脊椎伸肌的慢性收缩，表现为肌肉不容易放松，肌肉活动受限，关节活动受限等，最终导致肌肉运动效率下降，并影响整体动作表现。

动作模式受到限制，可以推测你能不能正确呼吸、动作能不能对称、动作质量好不好。当出现错误的呼吸模式时，例如脊椎伸肌收缩不足，或者头部不能稳定，或者脊椎某处的伸直动作受限，随着每一次的呼吸，斜角肌会把头颈部往下拉，且随意肌的部分将会变得更具活性增加其收缩。

（二）呼吸与脊柱

从颈椎到膈肌的深层筋膜悬吊系统，与身体后面的脊椎与竖脊肌彼此互相影响。通常认为悬吊系统与竖脊肌肌群就像是弓与弦的关系，竖脊肌肌群提供弓的张力，悬吊系统与膈肌一起提供弦的张力，如果竖脊肌肌群的张力过高就会造成悬吊系统缩短，反之亦然。

通过吸气动作或者逆向吐气法可以牵拉深层筋膜悬吊系统。例如，吐气时让腹部往外凸，或者吐气时牵引颈椎等动作。

因为膈肌活动不足或过度使用造成的前凸过大，称为膈肌式脊柱前凸。主要影响第 T11、T12、L1、L2（胸椎用 T 表示，腰椎用 L 表示）。

因为腰肌过度收缩造成的前凸过大，称为腰肌式脊柱前凸。主要影响第 L3、L4、L5。

正常而言，在呼吸时腰椎前凸弧度可以给予膈肌稳定的支撑，同时在膈肌下降时引导力量向前。

腰肌与膈肌可以维持腰椎的静态稳定。体现在以下两个方面：

1. 重量改变的本体感觉信号可以诱发牵张反射，激活脊椎肌肉。

2. 如果在吸气的同时，维持腹横肌的张力，可以增加腰椎的稳定性。

背阔肌与对侧腰肌的共同作用可以维持腰椎的动态稳定性。

在行走时，当一侧下肢向前摆动时，背阔肌的张力可以对抗对侧腰肌对腰椎的旋转力，从而达到腰椎动态稳定。

有些习惯性身体姿态会造成肌肉的功能改变，例如，前锯肌连接肋骨与肩胛骨肌肉，如果固定肩胛骨，则前锯肌的收缩上拉肋骨，扩张胸腔而帮助吸气，此时前锯肌就是吸气肌。同一个人，如果他有骨盆后旋的情况，导致腹肌过于紧张，则肋骨被固定，此时前锯肌就是吐气肌。

（三）呼吸与重心位置

重心位置与呼吸的关系影响身体姿态。

重心与股骨头之间的相对关系可以把身体姿态分为重心在股骨头之前和之后两种类型。呼吸运动可以说是这两种身体姿态之间的运动，在吸气时重心位于股骨头之前，而在吐气时重心位于股骨头之后。

呼吸动作会对身体的重心产生微小的偏移，而身体本身又需对应重力产生调节作用，所以当有任何原因使得身体反抗呼吸时重心的变化，这些肌肉收缩将会影响到呼吸，不管是吸气或吐气动作都将无法完整进行。因为吸气动作继发于完整的吐气动作之后，又会产生一个恶性循环。所以由上可知，当身体姿态系统无法做出适当的调节动作时，这样的问题将会反映在呼吸的动作上。

任何干扰重心位置，引起身体姿态改变的倾向，都会影响呼吸动作。反之，也可以通过改变胸腔、头与骨盆之间重量的对应关系，或者改善脊椎的弧度来改变重心位置，调整身体姿态来改善呼吸动作。当然，要达到改变重心的目的，必须调整脊柱两侧的肌肉。

本体感觉包括对重量和方向的感觉，Godard 指出，人体对这两种本体感觉的接收方式会直接影响身体姿态模式设定与呼吸机制。

重量本体感觉：每次呼吸都会引起重心变化，足底压力感受器感受到这种变化，重新调节脊椎的弧度来保证身体的直立姿势。因此脚底与背部的张力，将会影响呼吸动作的流畅性。吐气的能力与身体重量感觉密切相关，没有脚底与背部肌肉张力的合理支撑，吐气时会感觉身体重心向前落下，必然干扰呼吸的流畅性。所以当身体有任何部分对于重量的感觉有障碍时，会造成在吸气时产生呼吸停顿的现象，这也将使吐气动作不完全。

方向本体感觉：所谓的方向系统包含内耳、颈椎张力与头部的空间感，这些都会影响全身的张力调节。在重力的情况下，维持身体的直立姿势需要身体肌肉的张力，而肌肉张力也会影响呼吸的流畅性。Godard 指出，如果能适当地调整方向系统，将使脊椎肌肉的收缩模式产生变化，进而对身体姿态和呼吸运动提供稳定性。例如，当颈椎固定时，斜角肌收缩开始吸气运动。如果人体调整方向系统使脊椎肌肉的收缩模式产生变化，将可以增加颈椎的稳定性，这样可以促使呼吸动作更经济、更省能量。

为了达到最经济、最省能量的呼吸动作，身体必须能调节在重力下因呼吸所产生的重心变化，另外，身体姿态也必须能跟着做适当的调节而不会去影响到呼吸动作。要达到这样的效果，我们必须再考虑本体感觉对身体调节机制的影响。

六、呼吸与内环境

内环境平衡是身体维持正常化的过程，人体内在的稳定可为运动提供支持和维持代谢。呼吸代偿模式常被用来调整内部状态，因此呼吸功能对人体内在的稳定起关键作用。呼吸的失能会通过骨骼肌肉筋膜系统对人体产生一系列的代偿，以此获得无意识的不正常的"平衡"。

如果一次性有许多的稳态干扰出现，比如营养不足、摄入毒素等，那么内稳态功能就会不堪重负。这种系统性的压力可能导致细胞崩溃，转向特异性，这时就需要进行治疗。

内稳态能够通过以下方式修复：

1. 去除尽可能多的不利的适应性因素。

2. 提高并调整防御和修复过程。

3. 在不加重身体负担的情况下治疗症状。

在处理这些领域的患者时，患者越弱，那么干预就必须越缓和。

七、呼吸功能障碍

呼吸是人体一个不断重复的运动过程。一个正常的普通人，每天需要进行约 2 万次的呼吸，吸进氧气，呼出二氧化碳，以维持身体的新陈代谢。

呼吸是身体和灵魂之间的桥梁。如果呼吸存在问题，那生命状态会直接受到影响；如果呼吸存在问题，那么姿态与动作模式也会不正常；如果呼吸存在问题，慢性疼痛可能将持续存在。

正确的呼吸还可以帮助你降低血压，减少压力，提高运动表现，改善脊椎疾病，纠正姿势……

（一）错误的呼吸方式

1. 胸式呼吸

吸气时，整个胸廓上提，胸部运动占支配地位，低位肋骨无侧方偏移，矛盾的腹部运动，膈肌的活性下降，颈部肌肉紧张，不能维持胸壁支撑以及正常的呼吸。

2. 呼吸短促

腹部或胸腔轻微或无活动的浅呼吸，腹部或者胸廓可见不对称的运动，从下腹部到中胸部再到上胸部的顺序发生改变。多由于姿势不良，削弱了膈肌的活性，呼吸效率下降所致浅而快速的呼吸方式。

科学证明，深呼吸可以激活副交感神经系统的活动，从而缓解压力，降低紧张感。

3. 缺乏节奏

常表现为突然的或过度的用力，快速或不均匀的吸气及呼气，面部、唇、下颌或舌的过度紧张，频繁叹息或打哈欠。

缺少有节奏的呼吸配合训练往往会使人在日常从事各活动时感到不够轻松顺畅，效率较低。运动员如果出现呼吸不稳定，则很难进入状态，不仅影响运动成绩，甚至造成严重的运动伤害。

（二）呼吸功能障碍的表现

呼吸功能障碍通常造成呼吸不和谐、腹肌无力和异常姿势习惯，当运动时肌肉得不到最佳的血液供应。主要表现在以下几方面：

1. 容易引起呼吸性碱中毒，使得感觉异常（神经激惹性高），交感神经系统占优。组织胺增加使过敏反应增强。

2. 上部辅助呼吸肌过于活跃，缩短。颈背，前胸，肩胛带容易产生扳机点。

3. 导致与交感神经异常有关的症状，如头晕头痛、焦虑、四肢冰冷、情绪不稳、全身性紧张、工作效率低下等。

4. 产生错误的呼吸模式：胸部先于腹部运动；胸廓运动幅度明显大于腹部；肋骨向颅侧运动；下胸部无扩张；两侧不对称扩张；锁骨或肩部抬高；腰椎的屈曲改变等。

5. 与腰背痛呈显著相关：当膈肌与骨盆呈一定角度时（俗称剪刀），每一次呼吸都会有把脊柱往前拉的趋势，在腹内压没有被很好地建立起来的情况下，进行的动作都会使特定肌肉超负荷，不良的运动控制产生肌肉的不平衡，使关节持续受到应力。

6. 引起胸腔的不对称性。一旦我们习惯于用一侧呼吸，这时候胸腔容易产生扭转，与之相应的肩关节复合体也会产生一系列的代偿，挑战肩胛骨的稳定性。其中以前锯肌的联系最为密切。

小结

呼吸训练可以改善核心稳定和运动功能，放松肌肉，松解压力和张力，处理和改善疼痛，增强身体性能，增加能量和耐力。

结构对于获得良好的呼吸模式有巨大的影响。要获得高质量的呼吸，则必须恢复并保持充足的胸椎、胸廓以及呼吸肌的活动能力，这些可以通过再教育以及训练来实现。

心理因素也会对呼吸产生巨大的影响，比如焦虑和抑郁都会引起相应的呼吸功能障碍，因此，在改变呼吸模式的同时还须解决心理的问题。

　　中国有句古话叫"气长则寿长"。良好的呼吸模式不仅能有效地增加身体的氧气供给、净化血液、强化肺部、放松神经系统，还能有效地激活腹横肌和骨盆底肌肉，募集更多的腹部肌群发力，让核心更加稳定，提高动作效率、预防颈肩腰背痛。

附三 学员心得

　　今天已经是我打坐的第一百天了。回顾从起初的接触到今天的小成就，心中窃喜。

　　一直以来，我都是个喜欢中国传统文化的人，但是喜欢和实践总是有差距。其实就是内心的懒惰。所以对于懒惰的人来说，读书是最好的解释和自我安慰。偶尔跟严老师谈论起最近精神状态不好，严老师说你可以试试打坐。看了严老师的双盘打坐示范，我觉得对于一个从来不锻炼的人来说，这是一件可望而不可即的事情。我像大多数的人一样，说过听过算数。

　　就这样，过了些日子，生活总有些压力和烦恼。在一个冬日的午后，在我心情烦躁不安的时候，突然想起和严老师的交流，于是我想要尝试一下是否打坐真的可以使心慢慢静下来。我找了瑜伽垫，平铺在木地板上，开始尝试单盘，一次两次……右脚还能够放到左侧大腿处，而左脚只能放到右膝盖。我直接呵呵了。看来这老胳膊老腿是不行了。可想想还是不甘心，试了又试，依然如故，算了，索性拿起电话打给严老师，约个时间碰一面。而此时，心情倒是不再烦躁了，注意力完全成功转移。

　　择日得到严老师指点，开始尝试练习。才明白，任何事情都离不开一个好的工具，打坐垫就是必须的工具，对于初期练习单盘的人尤为重要。于己我不信佛不信教，但对于任何有哲理的东西都是诚恳地学习和接受。五千年历史承载的文化精髓估计我今生都学不完，只能努力吸收营养，提高自身修养。在不断地得到专业的指导后，我逐渐掌握了技术和方法。二十天后，我的右腿已经可以做到标准单盘了。这个进步，让我更加有信心地去完成左腿的单盘。

在每天十五分钟的右腿单盘后，我开始了每天十五分钟左腿的单盘实践。时至冬季，练习时颈部、腰部和膝盖部位的保暖十分重要。打坐毯有效地解决了我怕冷的困扰，使我能够心静专注。三十天后，我的左腿也能够完美单盘了。与起初的僵硬相比，现在已经可以自如控制。然而比起单盘成功，我惊奇地发现，我比原来直了很多，无论是平时站立还是公司里的坐姿，都真正能够做到"挺直腰板"了！这才是最大的改变。渐渐地，我不再习惯坐在柔软的沙发中。无论在社交场合还是家中，我都更愿意找到一个硬的椅子坐。当你站立的时候能够挺直，你的精神状态会完全不同，你的自信也便由心而发，甚至你的气质也因此变得更加优雅。我本来就是个很有自信的人，现在让我更加坚定了。打坐时的静心，使我能够每天有一个完整的个人时间，思维可以在多维空间里自由安静地行走。于是，我把更多的时间还给读书，而不是在电子设备的碎片化时代游走。我不再易怒，会更冷静地思考人生，用平和的心态去对待事和人。我觉得自己更加成熟了。

在数日后的一次与严老师及其学生们的交流中，我愉快地分享自己的改变，大家让我示范。于是有了见证奇迹的时刻。我竟然可以双盘了！虽然还不是很到位，但对我来说，这原本就是一种奢望。多年后的惊喜，很难用语言形容，似乎比考上大学和研究生都更有成就感。这一天距离我第一天真正开始打坐整整六十九天。

　　于是，在这样一个如婴儿百天纪念日一样的日子，我开始回顾了这一百天的点滴进步。从呱呱坠地到大学毕业，我们都是在父母和家人的呵护下成长，直到工作结婚生子，包括我们的孩子，也大都依靠长辈的帮助。工作后，我们很少自己去认真地对待一件事。在各种生活压力中，我们不断地给自己套上枷锁，甚至为了一些鸡毛蒜皮的小事而生气烦恼。在信息化的时代，我们被太多碎片化信息充斥头脑，几乎已经丧失了自我思考的能力。在各种聚会、各种圈子、各种群中，我们没有了自我分析判别的思维，完全在跟着他人的脚步。一百天的打坐，让我回归自我认识，心静心境宽，心静自然凉。我慢慢地影响着周边的人，我的孩子也因此会好好说话沟通，而不再易怒。人生有很多改变，也许这是最好的洗礼，用心去打坐，用心去对待身边的人和事，你的天空重新蔚蓝。

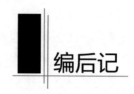

编后记

　　当准备撰写此文时，忽然想到要用笔来写，而不借助任何电子设备。当人回归本源，心无旁骛，心中自会领略到生命的创新、美丽和内涵。

　　以书为线，以中国梦为蓝图，编织一卷美轮美奂的中国传统水墨丹青，展现给更多热爱中国传统文化的读者们。

　　在成书的过程中，得到了各界人士的热忱关心和无私帮助，谨记于此，聊表谢意。

　　感谢徐靖女史倾力奉献；

　　感谢文先生的《会入天地春》封面画作；

　　感谢何之先生为《打坐之修养》书名题词；

　　感谢刘文白教授、庞晓峰教授、王清铉先生为本书作序；

　　感谢何思泽先生为本书作封面设计及插图；

　　感谢孙家瑛、孙家玟同学为本书作插图；

　　感谢张文清教授的支持；

　　感谢孙庆贺、武文英夫妇的支持；

　　感谢林东城、林晓琳夫妇的支持；

　　感谢金志好先生、梁彬先生、邵兵先生、郭霞女士、王伟先生、吴晓元先生、陶蓉蓉女士、俞宏音女士等朋友们的关心，在此一并感谢！

（以上排名不分先后）

走过千山万水，最热爱的永远是我的同胞和我的祖国！

编者 2019 年 6 月